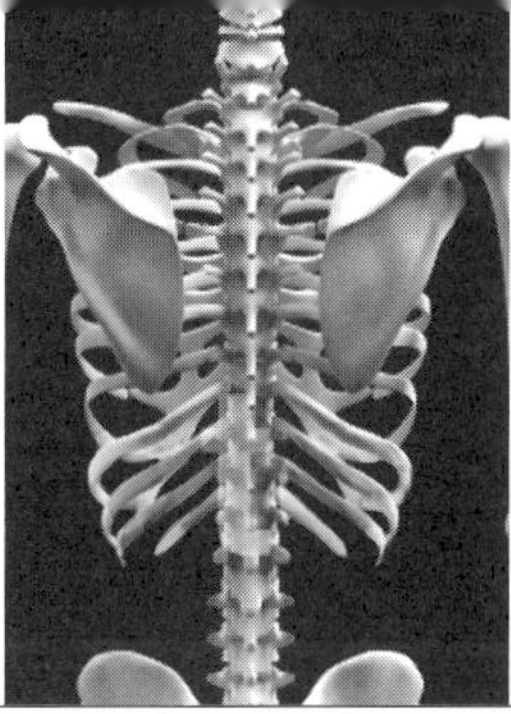

腰痛・肩こり、体調不良を改善！

オックスフォード流「中村式骨格矯正術」

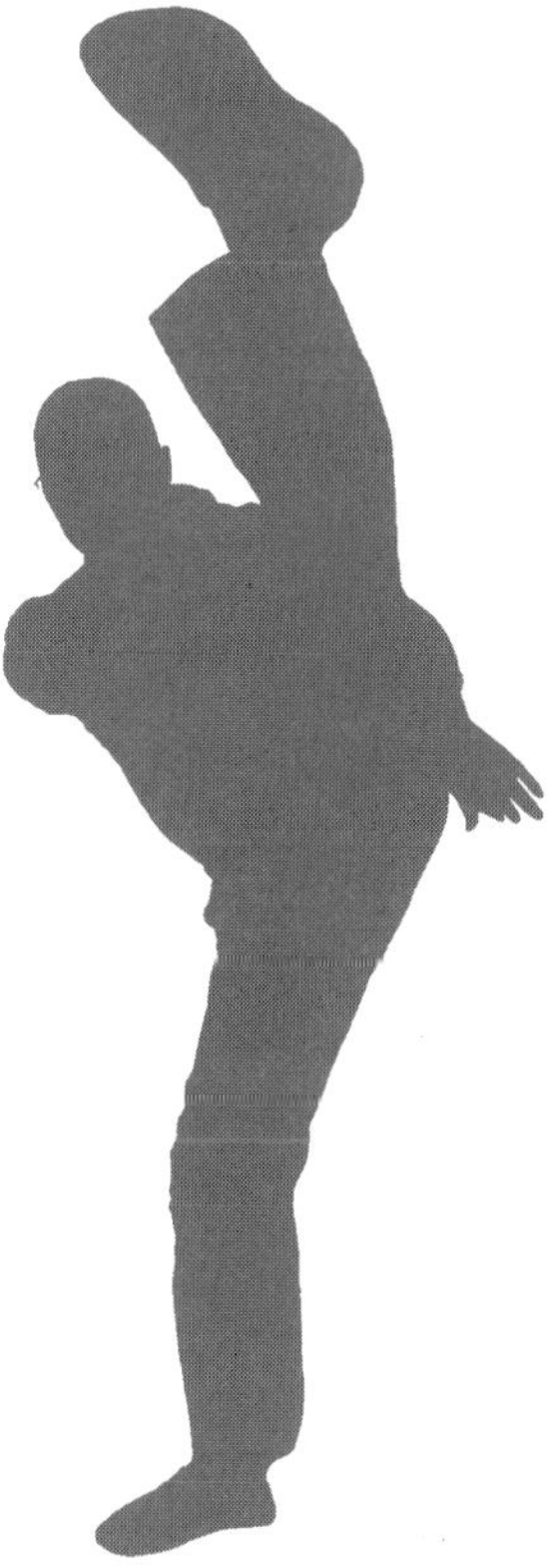

はじめに

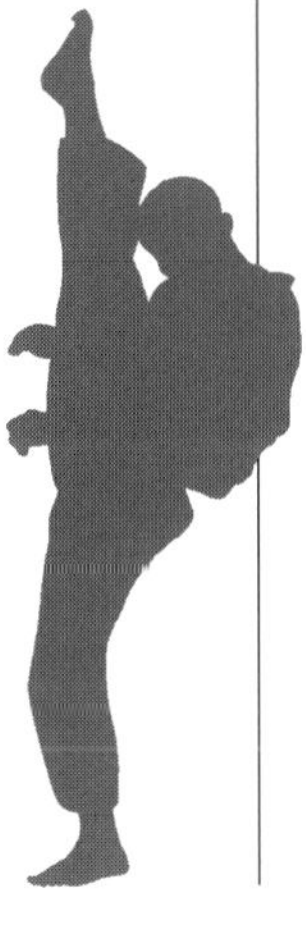

「中村式の骨格矯正術の、何がイギリスで評価されたのか」と、質問されることがよくあります。答えは簡単で、結果を出したからです。痛みで苦しんでいる人を施術で救えば、「あの東洋人は何者だ?」と評判になります。

この本は、整形外科や接骨院を転々としても、満足な治療を受けられなかった人々のために書き下ろしたものです。40年にわたるイギリスでの治療体験から得たものを紹介した骨格矯正術への手引きにほかなりません。東洋の施術と西洋の施術の融合が生んだ果実です。

「整形外科や接骨院を転々としているが症状が改善しない」と、嘆く人々は後を絶ちません。その原因の大半は、はっきり言えば、対症療法の痛み止めを処方したり、ただ患者さんの体を揉んでいるだけだからです。癒しのためにマッサージをしているのと、変わりありません。

私が自分の治療の本拠地としてきたオックスフォードは国際都市です。新しいことに関心を示す人が多いこともあって、なにか成果さえ出せば認知されやすいのです。日本では、病院での医療と民間療法の間に壁がありますが、イギリスでは治療を通じて医師と民間療法士の交流があります。それを通じて、私は、体の痛みを取るということに関しては、東洋を発祥とした施術の優位性をあらためて痛感しました。薬ではなく、自然治癒力を引き出すことで骨や筋肉の痛みを取る中村式の骨格矯正術の力を自覚したのです。

周知のように頸椎や脊椎には、太い神経が走っています。骨がずれて神経が圧迫されると、さまざまな体の不調が発生します。あらためて言うまでもなく、根本的な治療は、骨を元の位置に戻すことです。

が、それがなかなか難しいのが実態です。そこで薬で痛みを緩和するなどの対症療法が行われるのです。しかし、これでは体調不良の根本的な原因が取り除かれたことにはなりません。

私がめざしてきたのは、骨格を正しい位置に矯正することです。それに成功すれば体調も改善します。

オックスフォードであるとき、スミスさんという内科の女医が、私の施術院へ来院して、治療を依頼してきたことがあります。スミスさんとの交流を通じて、私は西洋医学の限界を痛感しました。同時に、自然治癒力を重視する私の治療法の利点を、再認識しました。

スミスさんは、坐骨神経痛に苦しんでいました。坐骨神経痛は、腰から足にかけて痛みが走るのを特徴としています。坐骨神経が刺激されることが原因です。どこかに骨のずれがあるから坐骨神経が刺激されるのです。

整形外科の医師はスミスさんに痛み止めを処方して、

「仕事を休んでください」

と、アドバイスしただけだったといいます。つまり、対症療法の発想しかないのです。当然、薬の服用が長年にわたると副作用を起こします。スミスさんにも副作用が現れていて、常に体が疲れている状態でした。冷え性もありました。

私は施術家ですが、治療に際しては、骨格の矯正と平行して栄養指導を行います。薬剤を処方できないという事情もありますが、栄養の良し悪しで、回復度が大きく異なるからです。スミスさんに対しても、矯正のほかに栄養についてのアドバイスを行いました。

「コーヒーはよく飲みますか?」

「はい」

「乳製品は?」

「毎日食べています」

「それはよくありません」

私は、コーヒーや乳製品を控えるようにアドバイスしました。

「サプリメントは使っていますか?」

「いいえ」

私はアシドフィラスという腸内環境を好転させるバクテリアのサプリメントを勧めました。

3ヵ月ほどでスミスさんの症状は改善しました。最初のころは、坐骨神経痛の経穴(ツボ)を押しても、痛みを感じ取ることができませんでした。神経が鈍くなっていたのです。3回目の施術からようやく痛みを感じ始めました。そして、今では完全に感覚が戻っています。当然、外科手術を回避することもできました。

内科医であるスミスさんは、薬を使うことでしか症状は改善しないと思い込んでいた節がありました。しかし、私の治療はそうではありません。薬を使わずに、矯正と栄養指導だけで痛みを取ります。

本書は、健康になる方法を、イギリスでの治療経験を基に書き下ろしたものです。

腰や肩が痛いからといって、痛み止めの薬を飲み続けても症状は改善しません。骨格の矯正という根本的なプロセスを欠いているからです。

栄養は、骨格矯正の成果を高めます。栄養と矯正は車の両輪にほかなりません。

そんな中村式骨格矯正術のメソッドを、オックスフォードからお届けします。

2019年　秋

中村式診断腰痛問題研究所所長　**中村辰夫**

目次

腰痛・肩こり、体調不良を改善！
オックスフォード流
「中村式骨格矯正術」

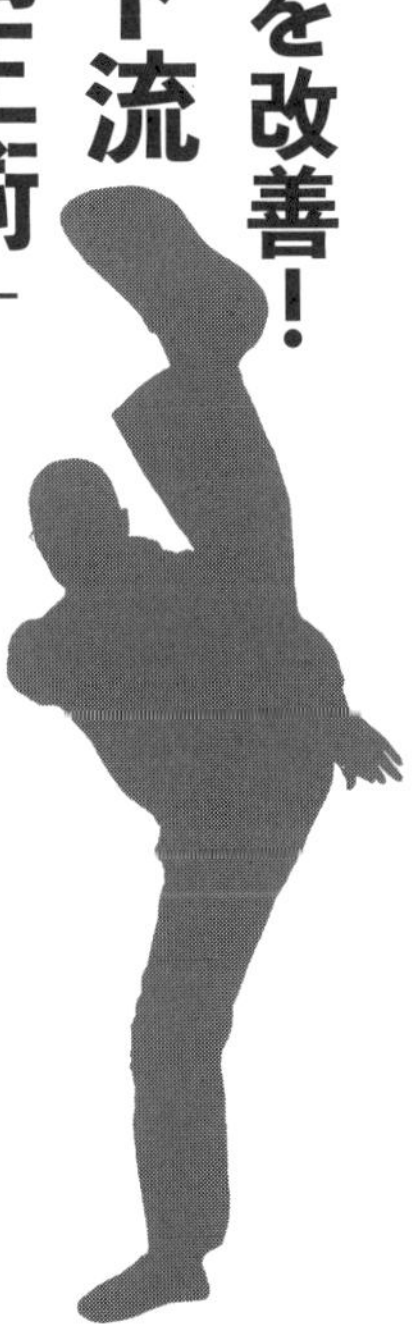

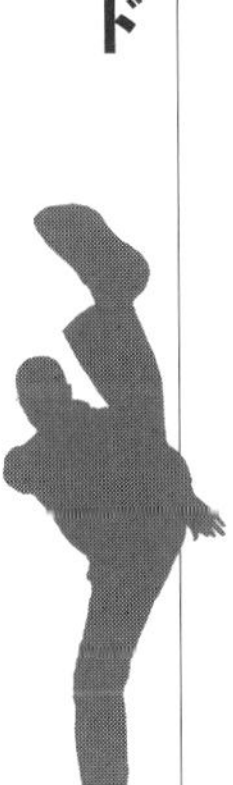

第2章　定期的な骨格調整の必要性

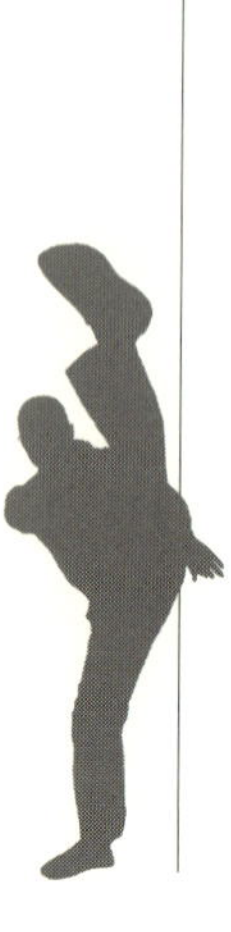

第3章　スポーツの成績と骨格バランスの矯正

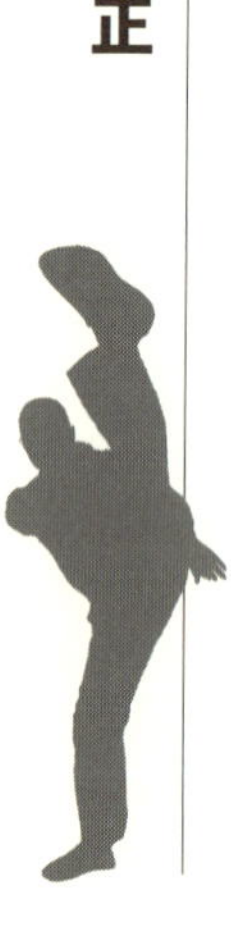

第4章　適切な栄養が回復力を早める

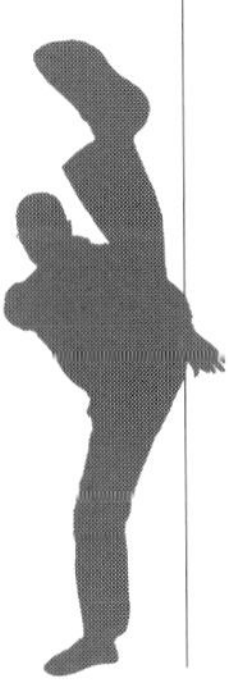

第5章 適度な運動が健康を促進する

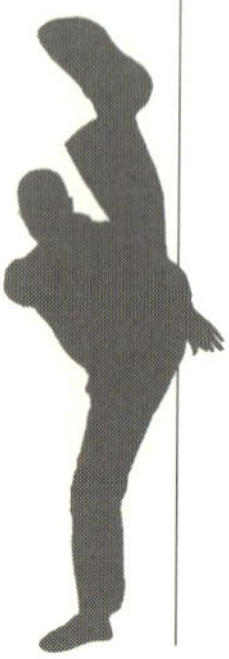

第6章 これから整骨師をめざす人々へ

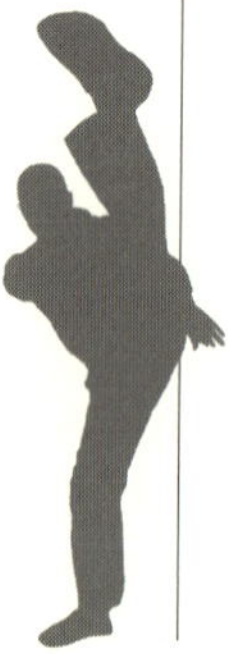

第7章 腰痛をめぐるクエスチョン&アンサー

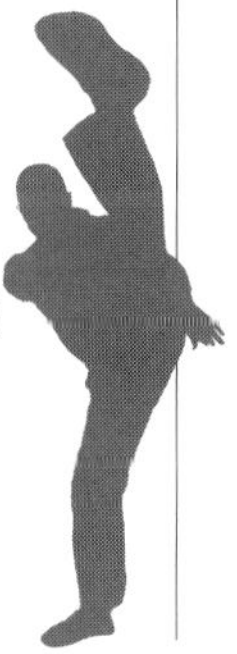

付章　図解・骨格と矯正術

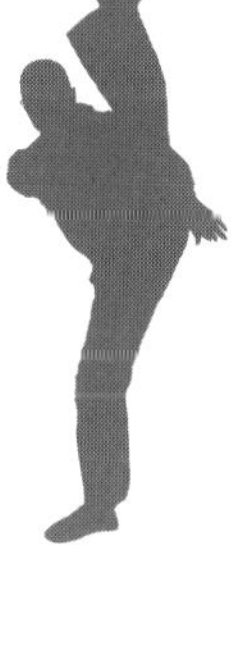

中村先生の技量と信頼性はハイレベル

医学博士（整形外科・脊椎外科）　Mr.アダム・メア（188

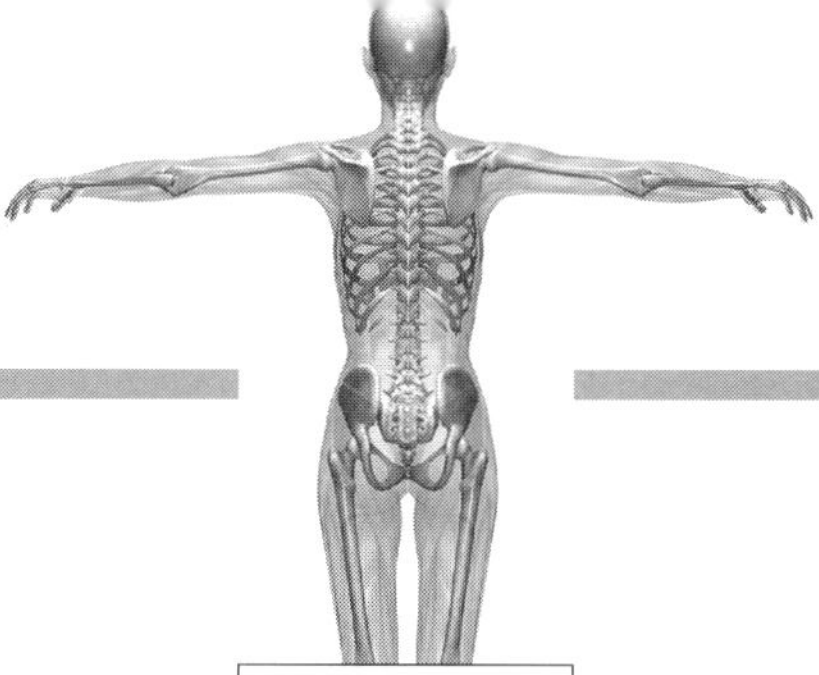

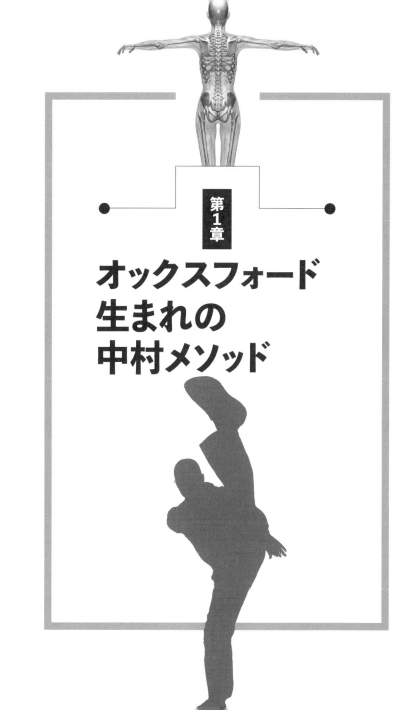

第1章

オックスフォード生まれの中村メソッド

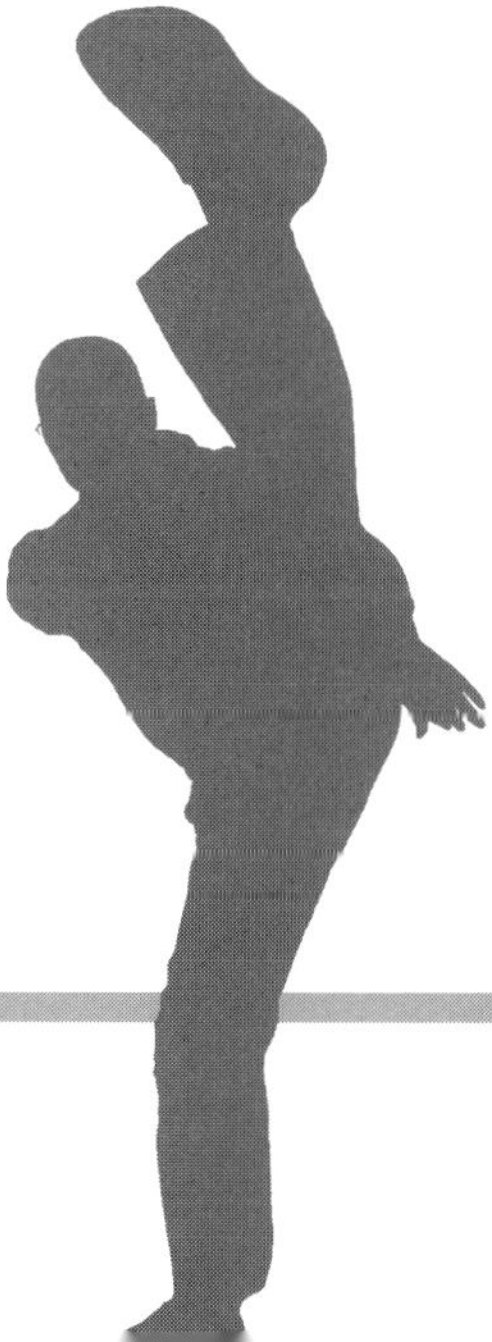

イギリスで人気が出た整骨院

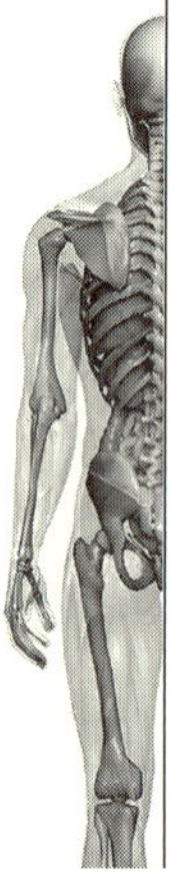

最近、体がだるいとか、疲れが抜けないとか感じることはありませんか。加齢によって進む健康の悪化だけは止めようがないと口にする人がよくいます。

これはある意味では真理に違いありません。施術家である私の治療体験からしても、高齢になるほど骨や筋肉のトラブルは増えてきます。老化を完全には止めることはできません。

しかし、骨格バランスを整え、適度な運動をし、十分な栄養を取ることで、老化のスピードをかなり遅らせることはできます。いわゆる「健康寿命」を延ばすことはできるのです。自分の体を意識的にケアする人と、しない人とでは、年齢を重ねるにつれて大きな違いが生じてくるのです。

施術の仕事を通じて、何人もの患者さんの骨格を調整し、生活の習慣を聴取してい

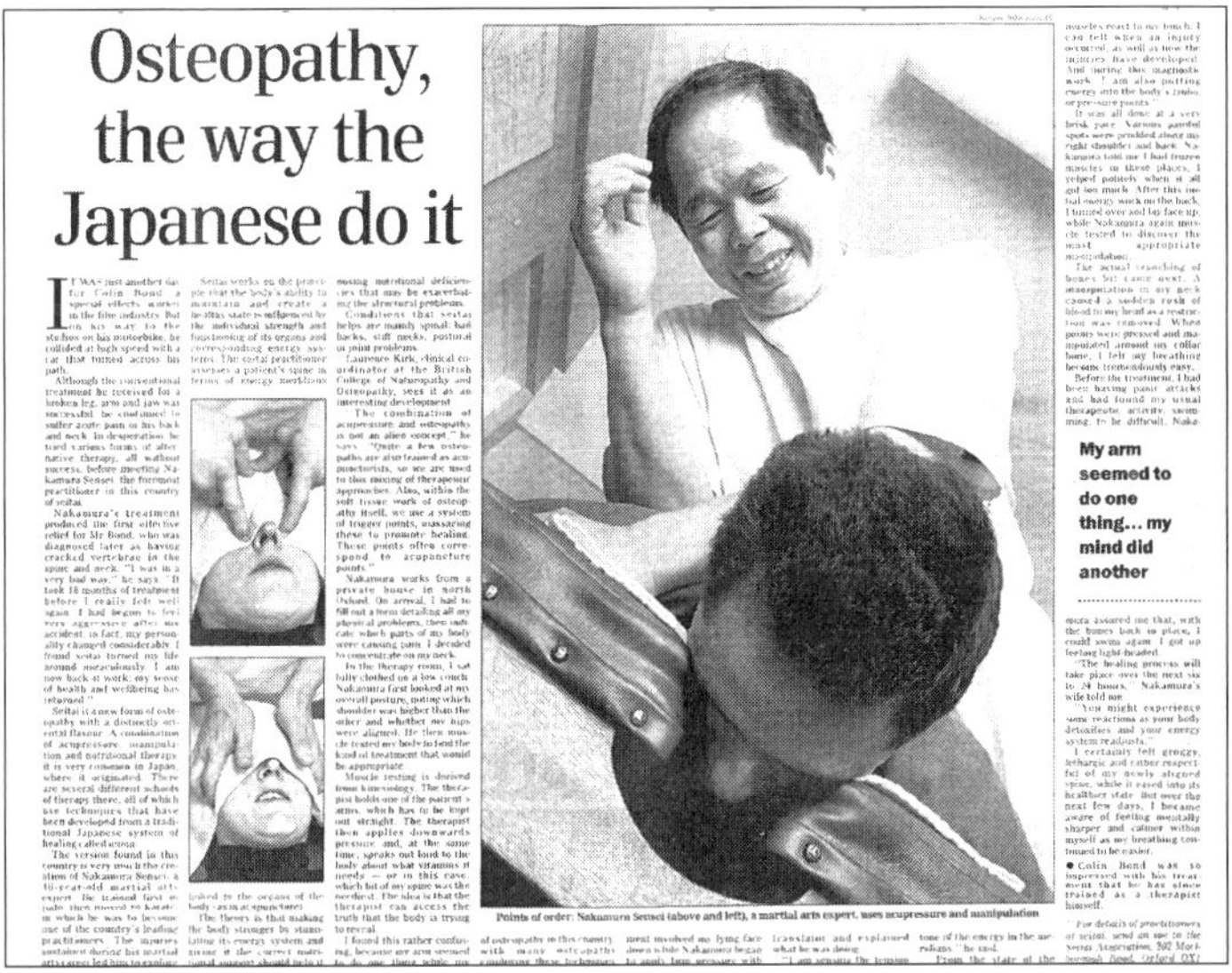

Osteopathy, the way the Japanese do it

IT WAS just another day for Colin Bond, a special effects worker in the film industry. But on his way to the studios on his motorbike, he collided at high speed with a car that turned across his path.

Although the conventional treatment he received for a broken leg, arm and jaw was successful, he continued to suffer acute pain in his back and neck. In desperation he tried various forms of alternative therapy, all without success, before meeting Nakamura Sensei, the foremost practitioner in this country of seitai.

Nakamura's treatment produced the first effective relief for Mr Bond, who was diagnosed later as having cracked vertebrae in the spine and neck. "I was in a very bad way," he says. "It took 18 months of treatment before I really felt well again. I had begun to feel very aggressive after my accident; in fact, my personality changed considerably. I found seitai turned my life around miraculously. I am now back at work; my sense of health and wellbeing has returned."

Seitai is a new form of osteopathy with a distinctly oriental flavour. A combination of acupressure, manipulation and nutritional therapy, it is very common in Japan, where it originated. There are several different schools of therapy there, all of which use techniques that have been developed from a traditional Japanese system of healing called sotai.

The version found in this country is very much the creation of Nakamura Sensei, a 46-year-old martial arts expert. He trained first in judo, then moved to karate, in which he was to become one of the country's leading practitioners. The injuries sustained during his martial arts career led him to explore

Seitai works on the principle that the body's ability to maintain and create a healthy state is influenced by the individual strength and functioning of its organs and corresponding energy systems. The seitai practitioner assesses a patient's spine in terms of energy meridians

linked to the organs of the body - as in acupuncture.

The theory is that making the body stronger by stimulating its energy system and giving it the correct nutritional support should help it

missing nutritional deficiencies that may be exacerbating the structural problems.

Conditions that seitai helps are mainly spinal: bad backs, stiff necks, postural or joint problems.

Laurence Kirk, clinical co-ordinator at the British College of Naturopathy and Osteopathy, sees it as an interesting development.

"The combination of acupressure and osteopathy is not an alien concept," he says. "Quite a few osteopaths are also trained as acupuncturists, so we are used to this mixing of therapeutic approaches. Also, within the soft tissue work of osteopathy itself, we use a system of trigger points, massaging these to promote healing. These points often correspond to acupuncture points."

Nakamura works from a private house in north Oxford. On arrival, I had to fill out a form detailing all my physical problems, then indicate which parts of my body were causing pain. I decided to concentrate on my neck.

In the therapy room, I sat fully clothed on a low couch. Nakamura first looked at my overall posture, noting which shoulder was higher than the other and whether my hips were aligned. He then muscle tested my body to find the kind of treatment that would be appropriate.

Muscle testing is derived from kinesiology. The therapist holds one of the patient's arms, which has to be kept out straight. The therapist then applies downwards pressure and, at the same time, speaks out loud to the body about what vitamins it needs — or in this case, which bit of my spine was the neediest. The idea is that the therapist can access the truth that the body is trying to reveal.

I found this rather confusing, because my arm seemed to do one thing while my

Points of order: Nakamura Sensei (above and left), a martial arts expert, uses acupressure and manipulation

of osteopathy in this country with many osteopaths

ment involved my lying face down while Nakamura began

translation and explained what he was doing.

"I am sensing the tension

tone of the energy in the meridians," he said.

From the state of the

muscles react to my touch. I can tell when an injury occurred, as well as how the injuries have developed. And during this diagnostic work, I am also putting energy into the body's tsubo, or pressure points."

It was all done at a very brisk pace. Various painful spots were prodded along my right shoulder and back. Nakamura told me I had frozen muscles in these places. I yelped politely when it all got too much. After this initial energy work on the back, I turned over and lay face up, while Nakamura again muscle tested to discover the most appropriate manipulation.

The actual crunching of bones but came next. A manipulation in my neck caused a sudden rush of blood to my head as a restriction was removed. When points were pressed and manipulated around my collar bone, I felt my breathing become tremendously easy.

Before the treatment, I had been having panic attacks and had found my usual therapeutic activity, swimming, to be difficult. Nakamura assured me that, with the bones back in place, I could swim again. I got up feeling light-headed.

My arm seemed to do one thing... my mind did another

"The healing process will take place over the next six to 24 hours," Nakamura's wife told me.

"You might experience some reactions as your body detoxifies and your energy system readjusts."

I certainly felt groggy, lethargic and rather respectful of my newly aligned spine, while it eased into its healthier state. But over the next few days, I became aware of feeling mentally sharper and calmer within myself as my breathing continued to be easier.

● Colin Bond was so impressed with his treatment that he has since trained as a therapist himself.

For details of practitioners of seitai, send an sae to the Seitai Association, 202 Marlborough Road, Oxford OX1

地元紙が報じた著者の施術院に関する記事

るうちに、私は①骨格バランス、②適度な運動、③十分な栄養こそが健康の秘訣であることを、認識するようになりました。3要素のうち、どれかひとつが欠けても、老化を早めます。

日本を離れイギリスのオックスフォードに移住して約30年。地元紙が、オックスフォードにある私の施術院「Nakamura back pain Clinic」を大きく取りあげた話を、日本に帰国した際にすると、次のような感想や質問が返ってきました。

「イギリス人も施術院を利用するのですね。知りませんでした」

「中村先生の施術院はなぜ、そんなに人気が出たのですか」

「イギリス人にも腰痛の悩みがあるわけですね」

もちろんイギリスでも、腰痛に悩む人は後を絶ちません。人間の骨格は同じ仕組みになっているので、骨や筋肉のトラブルに関しては、人種間の差はほとんどありません。

背骨のバランスが崩れると腰痛になりやすい

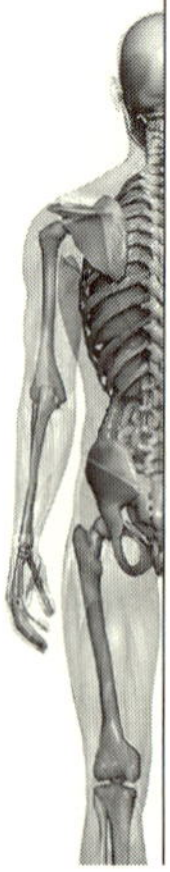

イギリス人のテーラーさんは、ゴルフ好きの男性で健康にもよく気を遣っている人でしたが、60歳を超えたころから体の不調を訴えるようになりました。肉体が衰えてくる年齢で、テーラーさんの場合は、腰部に疲労感を感じるようになり、歩行が苦痛になって、私に助けを求めて来られたのです。
「徐々に歩ける距離が短くなり、家の近くを散歩するのが精一杯になりました。そ

の散歩も、100メートル歩いては小休止しなければなりません。歩き通せなくなってしまったのです」

よく話を聞いてみると、整形外科を受診しても、内科を受診しても、特に治療を必要とするような疾患は指摘されなかったとのことでした。病院を転々とした後、私の施術院にたどり着く人は多く、テーラーさんもその一人でした。

「ゴルフも諦めました。医者にかかってもマッサージをしても、良くなりませんでした」

「冷感は?」

「あります」

テーラーさんの姿勢は猫背で、本人によると身長が183センチだと言います。しかし、175センチぐらいにしか見えません。骨格のバランスが崩れているから、実際よりも低く見えるのです。

「普通に歩いてみてください」

テーラーさんの歩行を観察してみると、左右の肩の線が水平にはなっていませんでした。左肩と比較して右肩が3センチも下がっています。膝も上がっていないので、足を引きずるような歩き方でした。

私は、テーラーさんの体調を整えるための最初のプロセスを開始しました。1回目の施術で首・肩・腰・足首のすべてを矯正したのです。

ちなみにここで言う矯正とは、歪んだ骨格を人間本来の骨格の形状に整えることです。定期的にピアノの弦のチューニングが必要であるように、人間の骨格も定期的に調整する必要があるのです。

人間の骨格は、番号で分類します。ただ、この点に言及するとあまりにも専門的になり過ぎるので、ここでは詳しく説明しませんが、たとえば首の骨（頸椎）は図のように7つの骨から構成され、脳に近い方から、1番、2番……の順番で付番されています。詳細については、巻末の付章を参考にしてください。

テーラーさんの場合は、2、4、6、7番がずれていました。そのほかに胸椎骨や腰椎骨もかなりずれていました。それが、右肩が3センチも下がった原因だったのです。

しかし、骨格を矯正しても、筋肉の働きで骨格を元の状態に引き戻そうとします。

首の骨（頸椎）の構造

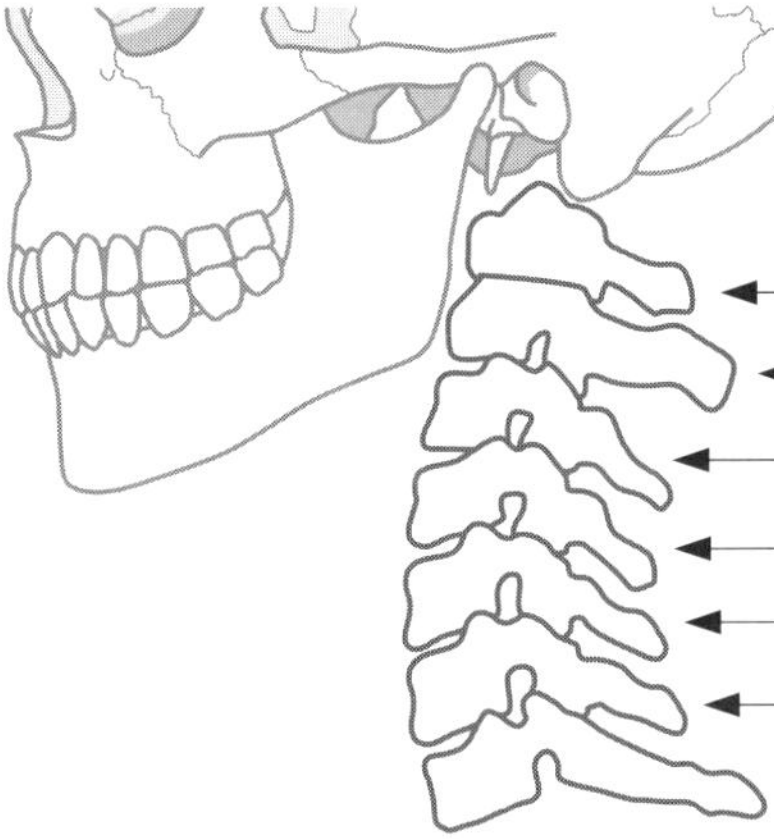

そこで、正常な骨バランスを取り戻すためには、施術を重ねるのが普通です。早い人であれば、２回か３回の施術で完全に回復しますが、その後も半年に１度ぐらいは調整するのが理想です。

腰の痛みは、急に発症するかのように思われがちですが、ほとんどの場合、背骨のバランスが悪くなって引き起こされます。バランスが悪いと、椎骨のずれている箇所の筋肉の働きが悪くなり、強いストレスを脳へ送ります。その結果、痛みを感じるのです。

健康な人でも、体の３分の１の椎骨がずれると、体に疲労感やだるさを感じるよう

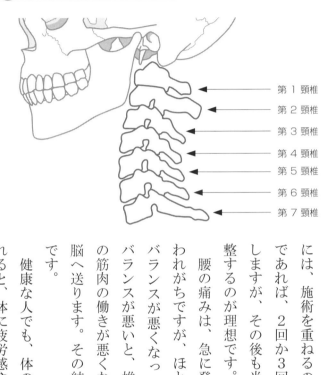

になります。

ですから、治療に際しても、薬品などを使った対症療法ではなく、骨格の矯正が必要なのです。放っておけば、そのうち治ってしまうという人もいますが、本来あるべき骨格のバランスが崩れているわけですから、根本的な解決にはなりません。


テーラーさんの場合も、骨格のバランスを取り戻すための矯正を繰り返して、徐々に健康を回復していきました。血色が良くなり、顔に艶も出てきました。

「どのような体の変化を感じていますか?」

「歩行がスムーズになり、寝返りも早くできるようになりました」

「背中に張りは感じますか」

「いいえ、背筋が伸びたように感じます」

「身長も伸びましたよね。本来の身長に戻ったということです」

個人差はあるものの正しい施術をすれば、テーラーさんのように健康を取り戻すことができるのです。

私はテーラーさんの回復を早めるために、栄養の指導もしました。通常、施術家は栄養指導まではしません。しかし、栄養状態が悪ければ回復の速度が遅くなるので、私は必ず栄養指導も行います。ラーメンやファストフードばかり食べている人は、回復も遅れます。

私はまず、テーラーさんに、

「次回来院されるときに、ふだん自分が食べているものをリストにして提出してください」

と、指示しました。

何を食べているのかを確認することで、不足している栄養がわかります。もちろん、個人それぞれに相性の良い食品、悪い食品があるので、単純な判断はできませんが、第4章でご紹介するある方法を使えば、いま必要とされる栄養が何なのかを知ることができます。

テーラーさんが作成した食品リストを見て、私はパンやパスタなどの炭水化物を減らすようにアドバイスしました。一方、推奨した食品は玄米と大豆でした。これらの食品は、イギリスでも入手できます。食事に関係することですから、当然、奥さんにも協力をお願いしました。

テーラーさんは順調に回復しました。冷感が少なくなり、散歩の距離も徐々に長くなっていきました。3ヵ月後には、ゴルフのクラブを気持ちよく振れるようになりました。ゴルフのコースも回れるようになりました。職場の同僚からも、「見違えた」と言われるまでになったのです。

患者さん全員を治すことをモットーに

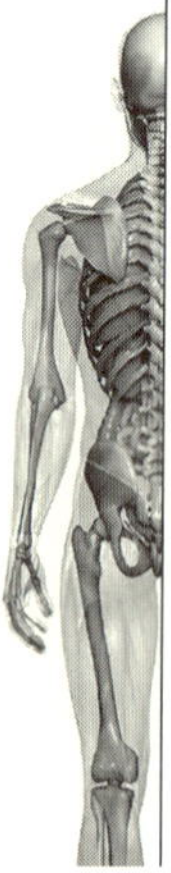

私はこれまで、2万人を超えるイギリス人に施術をしてきました。イギリスで施術家として信用を得ることができた理由は単純で、治療の結果を出したからにほかなりません。

欧米は実績を重視する土地柄ですから、目に見える形で、治療の成果をあげれば、クライアントが増えるのです。

たとえば、10人の患者さんが治療にやってきて、7人しか治せなかったとします。すると7人の患者さんは、「あの先生は治療の達人だ」という話をするでしょうが、3人の患者さんは、「あの先生はヤブだ」と言うでしょう。しかも、困ったことに悪い噂の方は、アッという間に広がります。

そこで、私は10人の治療を引き受ければ10人を治すことをモットーに、治療法を追求してきました。

その際の基本的なポリシーは、すでに述べたように、骨格のバランスを整え、適度な運動をし、十分な栄養を取るように指導することでした。それが、私がイギリスで自分の施術法を普及できた最大の理由だと思っています。

極真空手を通じて人体を知った

しかし、イギリスで開発した療法とはいえ、原点は日本にあります。厳密に言えば、私自身が仕事の拠点をイギリスへ移す前に、身をもって体験した骨格のアンバランスからくる体の不調を体験して、理想的な治療方法を生み出したのです。

私の骨格がアンバランスになったのは、極真空手の過剰な稽古（練習）を続けた結果でした。もちろん、当時は運動生理学など勉強したことがなかったので、体の酷使が体に及ぼす悪影響についてはまったく知りませんでした。ただ、がむしゃらに稽古するというのが、普通の流儀だったのです。

肉体の科学よりも、根性が優先されていた時代でした。

私は、過剰なウエートトレーニングを続けた結果、骨格のバランスを崩しました。

空手といえば、筋力がなくても、攻撃のコツを心得れば、相手を倒せるような印象がありますが、それは映画の世界であって、実際は決してそうではありません。テクニッ

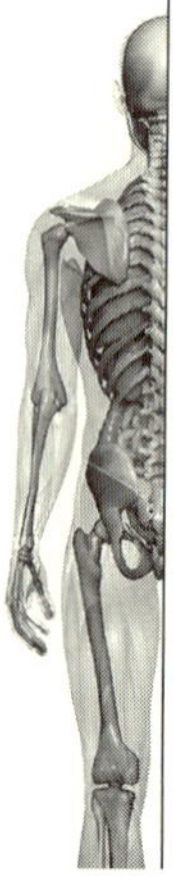

クに加えて、筋力がどうしても必要になります。

ところが私は、身長が167センチと小柄で筋力も平均的な空手家よりも劣っていました。プロの空手家をめざしていましたから、当然、私は対策を考えました。ウエートトレーニングを練習に取り入れることにしたのです。

実際、私はウエートトレーニングにのめり込みました。ベンチプレスは60キロから始め、半年後には120キロを上げるようになりました。しかし、それから先に進みません。しかも、バーベルを持ち上げるときに、左右のバランスが崩れて、一方の方向へ過剰な重心がかかったりします。

と言っても、体力のある若い時代だったので、骨格がアンバランスになっても体調を崩すことはありませんでした。回復力が強かったのです。しかし、今にして思えば、骨格のアンバランスを放置していたことが、後年になって、体調不良を引き起こしたのです。

1977年に、極真会館の大山倍達館長からイギリスで空手を普及するように勧められました。私は「イギリスで大きな相手とぶつかり合って、空手の達人になりたい」

という思いを抱いていたので、その提案を承諾しました。

あらためて言うまでもなく、イギリス人は相対的に日本人よりも大柄です。私の場合、空手の技術は身に付けているので、パンチや蹴りをもらうようなことはありませんでしたが、やはり体重の差によるハンディは感じました。

そんなこともあって、日本に帰国してからもウエートトレーニングを続けました。

ちなみに、1977年にイギリスへ行ったのは、空手の普及が目的で、施術法の普及ではありません。空手家という職業柄、整体・整骨についての話はよく耳に入っていましたが、施術家になろうという気持ちはありませんでした。空手で生活を支えようと考えていたからです。実際、1980年には、神奈川県座間市で「極真空手中村道場」を設立して、後進の指導を始めました。

ところが、物事は考え通りには進みません。過剰なウエートトレーニングでとうとう体が悲鳴を上げたのです。体が重くなりました。筋肉の張りもありました。関節の痛みもありました。体の軸がずれているためか、空手の蹴りが狙い通り正確に当たらないこともありました。

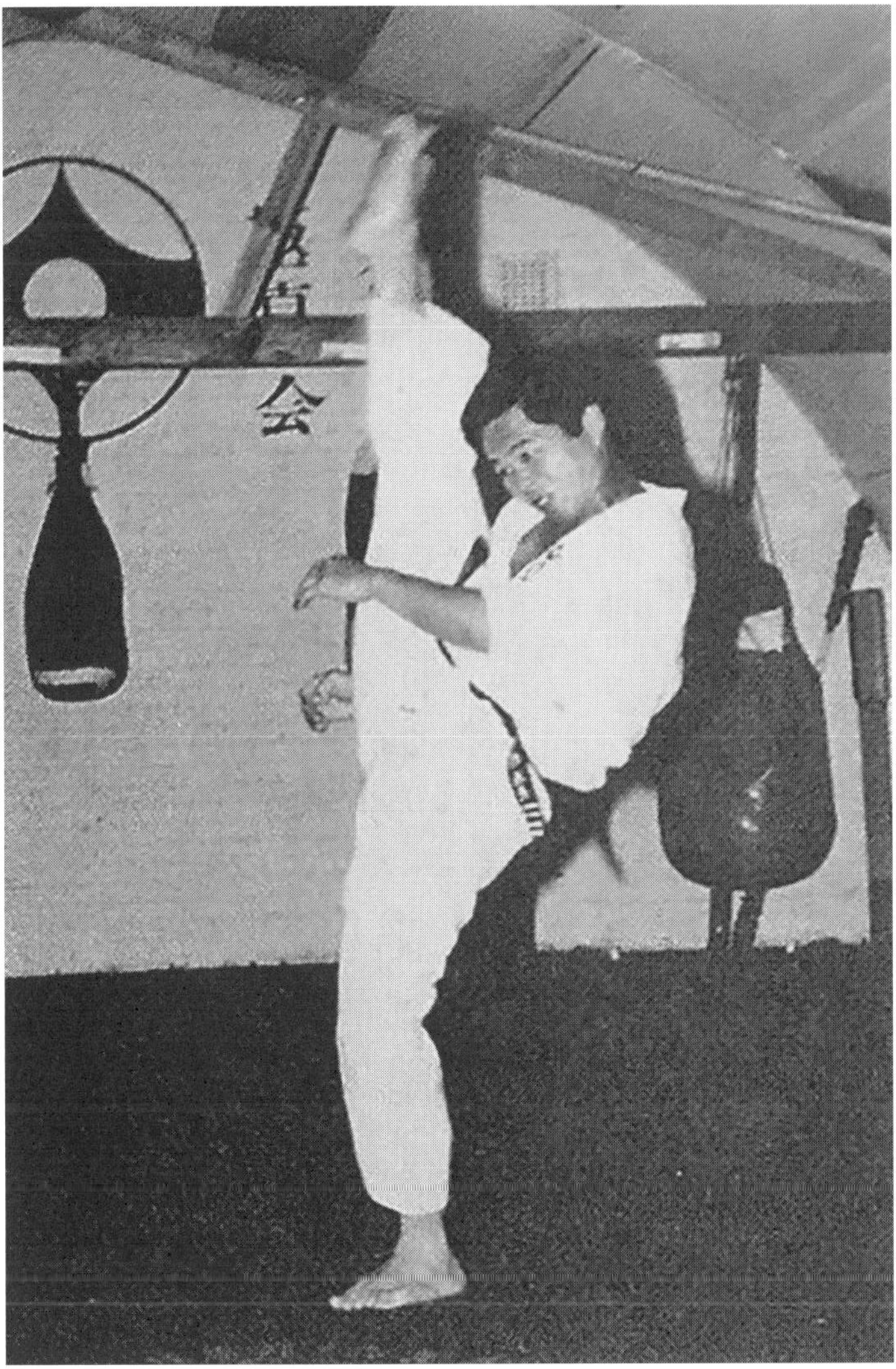

空手家として活躍していた若いころの著者

さらに、空手の指導者という職業柄、立っている時間が長く、また生徒に突きや蹴りの手本を見せる際に、利き腕、あるいは利き足を使うことが多く、骨格のバランスをさらに悪くしていったのです。

当時は、こうしたことを認識していませんでしたが、施術家になった今は、自分の過去のあやまちがよく見えます。

私は整体院や整骨院を渡り歩くようになりました。そのうちに、私自身が施術家になることを考え始めたのです。そのための情報を収集することを目的に、体が回復した後も、ショッピング感覚で、あちこちの整骨院を訪問したり、整骨に関した講座を受講するようになったりしたのです。

その後、私は相模原市に「中村整体クリニック」を開設しました。空手の指導をしながら、整体の仕事を続けたのです。はからずも骨格についての考え方を、空手という観点からも追求するようになったのです。

ステータスが高いイギリスの整骨師たち

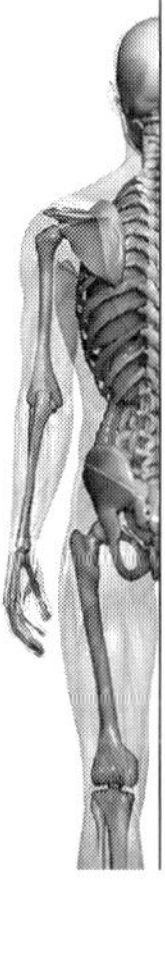

仕事の拠点をイギリスへ移したのは、1991年でした。理由は、小学校への入学を控えていた息子に、せめて英語ぐらいは満足に話せるようになってほしいと考えたからです。

最初、私は、横浜市にあるインターナショナル・スクールへ子どもを入学させて、英語を学ばせようと考えていました。

しかし、相模原市から横浜市まで通学に片道2時間かかり、息子にかかる負担があまりにも重いと感じました。息子の進路を思案している時期に、たまたまイギリスで知り合った空手仲間が来日し、中村整体クリニックに私を訪ねてきました。旅行のついでに立ち寄ったとのことでした。彼に中村整体クリニックのテクニックについて話したところ、

「イギリスでもやれるよ」

と、言ったのです。

そのとき、私の脳裏にイギリスでの開業という考えが閃きました。息子を横浜市のインターナショナル・スクールに入学させるよりも、家族でイギリスに渡ったほうが効率的ではないかと考えたのです。インターナショナル・スクールに入っても、英語を使うのは、学校にいる数時間だけですから、本当に英語が話せるようになるかどうかという疑問もありました。その点、英語圏で生活すれば、幼児は簡単に言葉を習得します。

それに、私自身の年齢の限界についても考えました。当時、私は38歳で、新しい事業を起こすには最後の年回りでした。50歳になってからでは、新しい世界の扉は開けません。50歳では、新分野の開拓が絶対に不可能ということはないにしても、かなりハードルが高くなることは確かです。

気力と体力が充実している間に起業しなければならないという思いにかられたのです。言葉のハンディについても考えました。が、最終的に38歳であれば、まだ言葉の習得はできると判断したのです。

常連の患者さんからは、「行かないでくれ」と言われましたが、クリニックを弟子に譲って、自宅も売却し、極真空手の道場も他の師範に委譲しました。空手よりも、施術家の道を選ぶことにしたのです。そして、1991年2月、イギリスへ渡ったのです。

最初にオックスフォードに自宅を買いました。そして、ガレージを改造して、クリニックを開いたのです。

当時、オックスフォードには、自然治癒力を施術に活かそうというキネシオロジストの集まりがありました。私は彼らと接するようになりました。彼らが主宰するエキシビションがあったのでたびたび参加しているうちに、私が日本でやってきた方法を発表する機会を得ました。

というのも、当時、東洋医学や整体や整骨への関心が高まり、一種のブームになっていたからです。当然、日本からやってきた施術家にも関心が集まりました。

一方、私の方は、イギリスでは、腰痛はどのように治しているとかを自分の眼で確かめました。現地の治療家たちと情報交換をするようになったのです。そのうちに、私の評判が広がり、私のもとに患者さんが相談に訪れるようになったのです。

ちなみに、イギリスでは、整体・整骨術が日本よりも普及しています。日本よりも資格を取るのが難しく、5年ぐらい専門学校へ通わなければなりません。

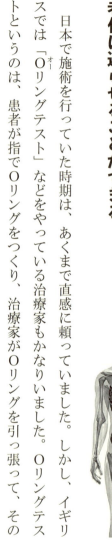

老化は遅らせることができる

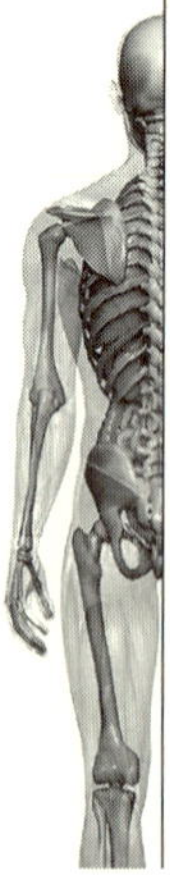

日本で施術を行っていた時期は、あくまで直感に頼っていました。しかし、イギリスでは「O《オー》リングテスト」などをやっている治療家もかなりいました。Oリングテストというのは、患者が指でOリングをつくり、治療家がOリングを引っ張って、その反応から診断する方法です。

この方法を知ったとき私は感心しましたが、問題は診断するだけで15分も20分もかかることでした。

それにイギリスで見た大半の施術法は、刺激を与えるだけの単純なものでした。そこに、私が骨格の矯正法を持ち込んだのです。どのツボがどの筋肉につながっているかを、患者と接しながら調べ、骨格矯正のノウハウを発見していったのです。

大半の治療家は、痛いところだけを施術していますが、私は、痛みの原因は別にあると考えるようになりました。というのも、痛みを感じる部分ではなく、別のツボを刺激すると、その痛みが取れるからです。

骨格の歪みを診断してドラスチックに矯正すると同時に、栄養の指導をする。こうして本章の冒頭でテーラーさんを例に紹介したような、ある意味では総合的な治療法を開発したのです。老化の進行は防ぎようがありませんが、治療の方法によっては、それを遅らせることはできるのです。

テーラーさんは、今では年に数回骨格の歪みを矯正するだけですが、好きなゴルフもできるようになって、充実した生活を送っています。

このように私は、日本で始めた施術法をイギリスに渡ってさらに極めたのです。

私の息子はオックスフォード大学で生理学を学び、現在、オックスフォードで施術

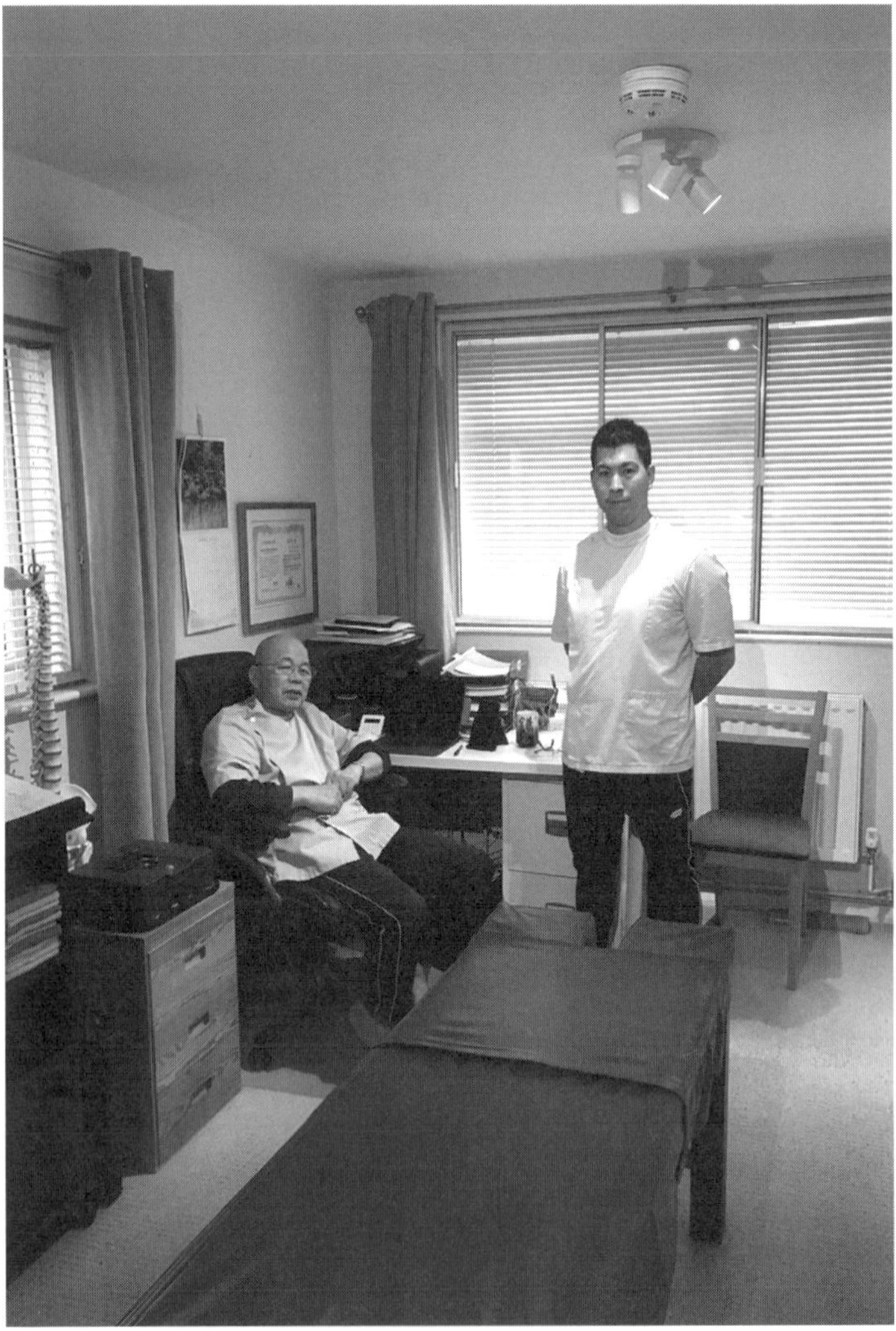

左が著者、右は後継者の長男。
オックスフォードにある著者の施術院で

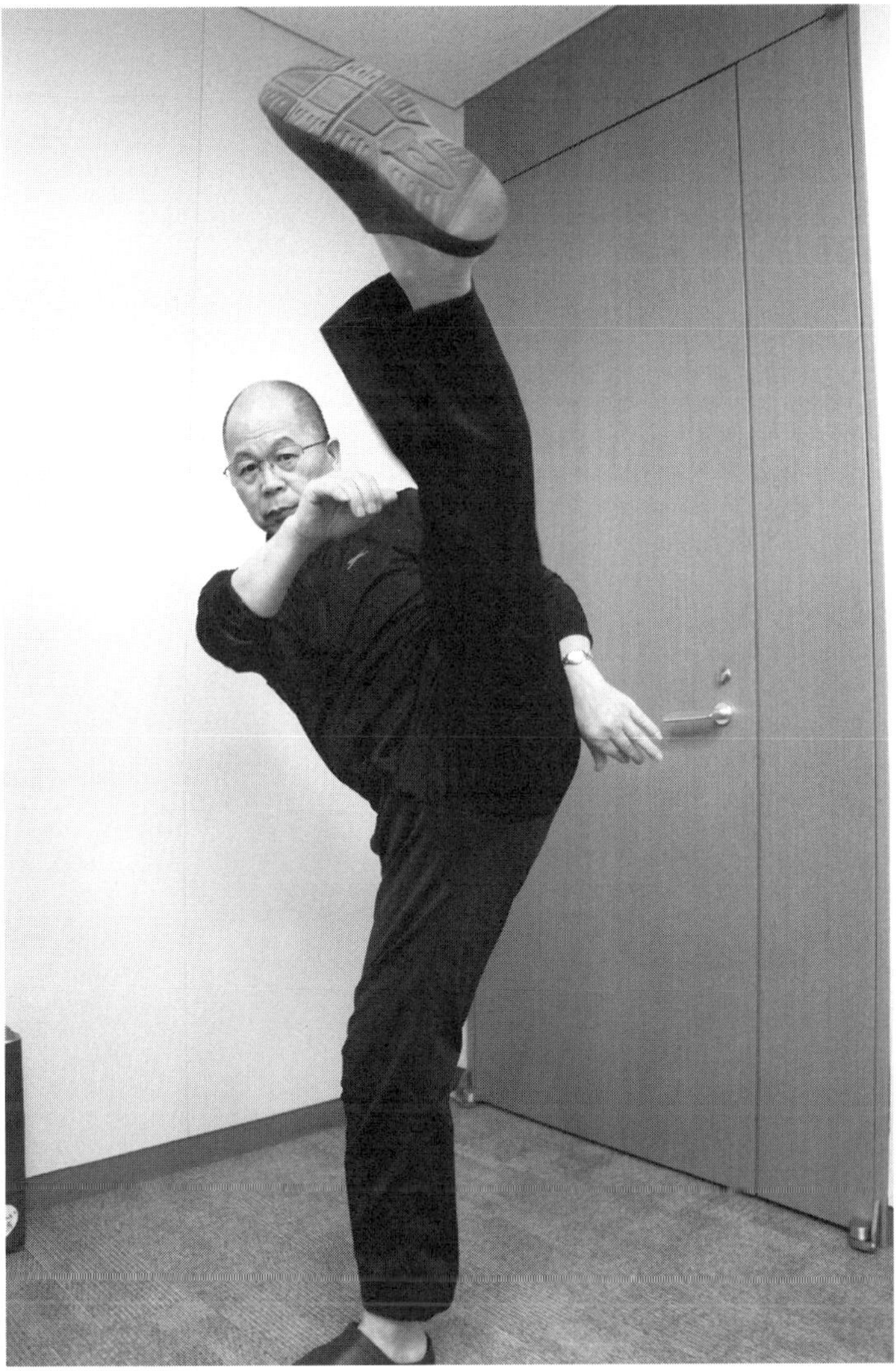

現在も若さ一杯の著者

の看板を出しています。私が開発した骨格矯正法の継承者です。

一方、私は日本とイギリスを往復しながら、中村式の治療を広めています。

余談になりますが、私のように施術件数が14万件を超えると、自分で自分の骨格を整えることができるようになります。栄養についての知識もあります。そんなこともあって、65歳を超えても健康そのものです。老化は、かなり遅いと自負しています。毎日、プールで25メートルを無呼吸で40回以上泳ぐのが日課となっています。

ちなみに、25メートルを泳いだら腹筋を25回使って呼吸を整え、再び水中に顔を入れたまま25メートル無呼吸水泳を行います。これを40回繰り返すわけですが、おかげで内臓脂肪が激減し、腹筋が何十年ぶりかで見違えるような形になりました。人間ドックで指摘された血圧も回復しつつあります。

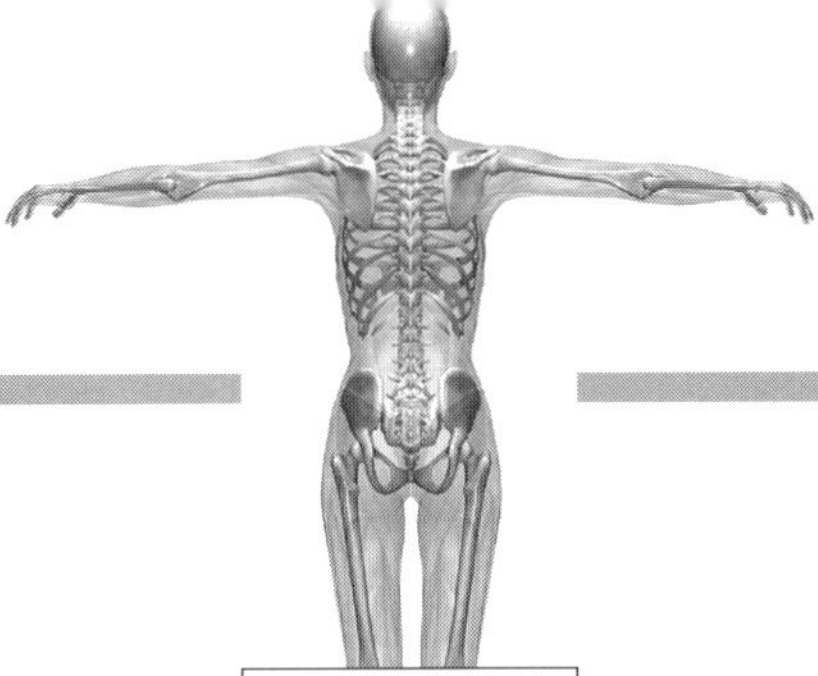

第2章

定期的な骨格調整の必要性

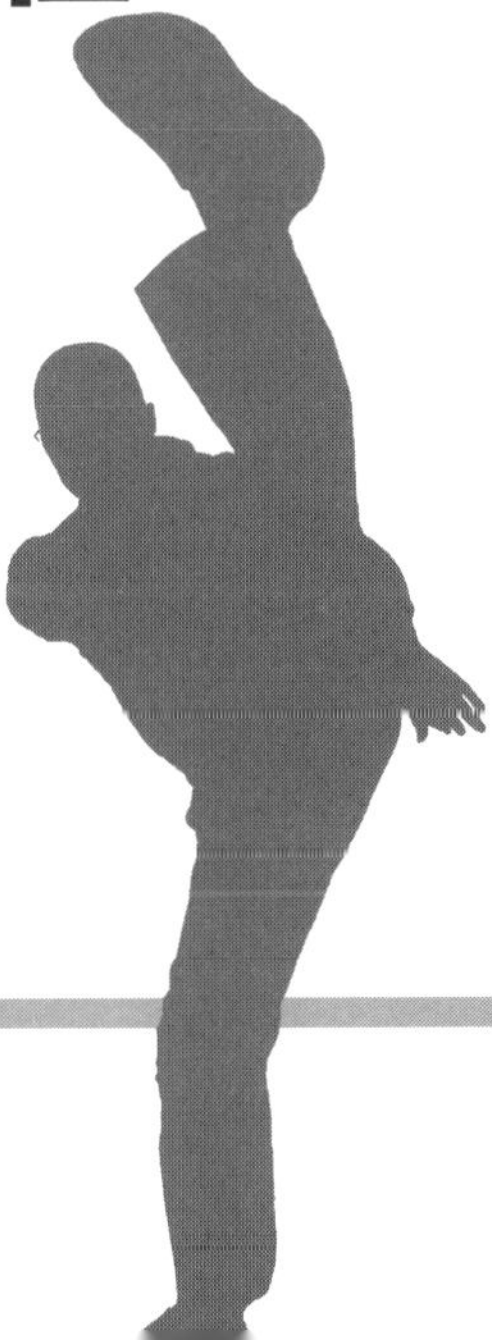

極めて崩れやすい骨格のバランス

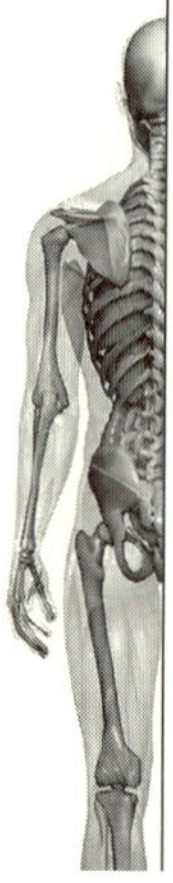

米国・大リーグで活躍し、日本球界へ復帰した松坂大輔投手が、キャンプ中にファンから右腕を引かれた直後に肩に違和感を覚えたというニュースを、読者は記憶しているでしょうか。その影響で松坂投手は、3月のペナントレース開幕時には、一軍ベンチには入れなかったようです。ファンとの交流が予期せぬ事態を招いたのです。

かなり以前にも、プロ野球界で同じようなことがありました。南海ホークス、ダイエー、オリックスで活躍したホームランバッター・門田博光選手が、ホームランを放って3塁ベースを回り、3塁ベース・コーチとハイタッチをした瞬間、グランドにうずくまってしまったのです。肩に急に痛みを感じたというのが、その原因だったことがあとにわかりました。

一定の力が体の特定方向へかかると、骨や筋肉を痛めることがあります。しかも、極めて弱い力であっても、このようなアクシデントは起こり得ます。ただし、施術家から見れば、特に不思議な現象ではありません。骨格のバランスが崩れている条件の下で、特定の場所に力がかかると、こうした怪我を誘発しやすくなるのです。しかも、困ったことに、骨格のバランスは極めて崩れやすいので、かなり多くの人が松坂選手や門田選手と同じようなアクシデントにみまわれる可能性があります。

些細な力が加わっただけで、筋肉や骨を痛めるのです。となれば、定期的に骨格のチューニングをして、事故を未然に防ぐ必要があります。それを怠っていると故障の原因になりかねません。

腕相撲をして急に負けが先行し始めたとか、腕立て伏せに苦痛を感じるようになったといったことに思い当たれば、骨格のバランスが崩れていることを疑ってください。故障の温床を持っている証拠です。

ハイヒールは骨格のバランスを崩す

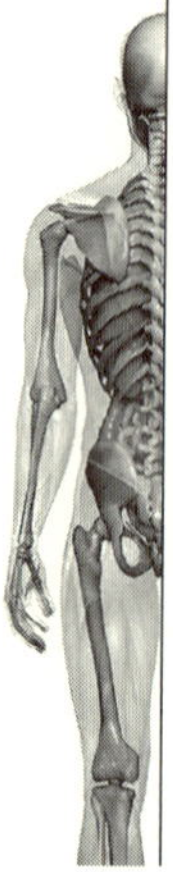

人間の骨格は、想像以上にバランスを崩しやすいのです。人類はもともと4足歩行していたのですが、進化するにつれて2足歩行へ移行しました。しかし、2足歩行になると上半身の体重が、腰から下へ直にかかります。その結果、左右の骨格のバランスも悪くなります。

ましてここ100年ぐらいは、女性のハイヒールが登場した影響で、ますます骨格のバランスを乱す条件が増えています。ハイヒールは、骨格のバランスを崩す引き金にほかなりません。

あるテレビ局が、靴底の減り方と歩き方の関係を解明して、それによって現れる骨格のずれを調べる番組を放送しました。その結果、ハイヒールを履いている女性は、アキレス腱が硬いこともわかりました。もともと硬かったのではなくて、不自然な姿勢をとり続けて硬くなったのです。

また、同じ靴を履いていても、歩き方の癖によっては、腰痛、猫背、ガニ股、外反母趾などを引き起こしやすくなります。体に不自然な負担がかかる姿勢のまま歩く習慣がついてしまうと、加齢とともに腰痛や肩こりになり、慢性化しやすくなります。特に50歳を過ぎると、体の抵抗力が衰えてくるので、症状の悪化に拍車がかかる傾向があります。

番組の中では、足の長さが異なる人に対して、短く見える方の足の靴底に、インソールを入れる解決策が紹介されました。しかし、これには問題があります。

下手にインソールを使うと、症状を悪化させかねません。インソールの使用は対症療法なので、根本的な問題はなにひとつ解決していません。それどころか、むしろ骨格のバランスをさらに悪くする可能性があるのです。

見かけ上、足の長さが違う人は、骨格がずれているのです。ですから、骨格の矯正をすることがまず先なのです。骨格の矯正をすれば、わざわざインソールを入れる必要はないわけです。

このように骨格というものは、デリケートでバランスを崩しやすいものなのです。しかも、骨格バランスの崩れに自分で気づくことはまれです。整体院や整骨院などで指摘されて初めて、自分の骨の状態を認識できるのです。

私が矯正したある方は、施術を受けたあと、左右のバランスが良くなり靴底の減り方が遅くなりました。歩き方も改善して、疲労感も減り、それまで悩まされていた足の冷感も改善しました。骨格のバランスが良くなり、正しい筋肉の使い方を無意識に実行できるようになった結果にほかなりません。

新しい靴を買う前には、整骨院に足を運んで骨格の矯正を受けるべきでしょう。そして靴底の減り方を確認することで、自分の骨格バランスを確認することができます。

くしゃみをして骨折することもある

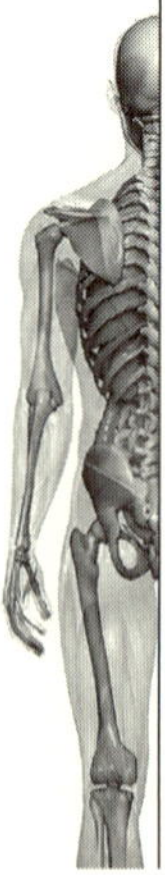

骨格のバランスを崩す要因は、ハイヒールに限らず、日常生活の至るところにあり

ます。たとえば、私自身について言えば、施術家になる前の職業である極真空手の指導者という仕事の中にも、そのリスクは潜んでいます。

周知のように、人には右利きと左利きがいます。空手の世界でも、右利きと左利きがあります。突きにしても、右の拳が得意な選手と、左の拳が得意な選手がいます。蹴りも同様です。

私は右利きなので、たとえば弟子に蹴りの手本を見せるときは、左足を軸にして右足で蹴ることが多くなります。そのため、毎日、道場で指導して、それが何年も続くと、知らないうちに骨格の左右のバランスが微妙に崩れているのです。

こうした弊害を最小限に留めるために、蹴りの練習をする場合、左も右も行いますが、それでも限界はあります。組み手（実践練習）になると、やはり利き足で蹴ることになります。

野球の場合も同様で、左投手か右投手、あるいは左バッターか右バッターのどちらかですから、骨格のバランスを崩しやすい条件下に置かれているといえるでしょう。バランスを崩している状態で、不自然な力がかかると、松坂選手のように筋肉を痛めるわけです。

余談になりますが、私はトレーナーに骨格矯正の知識があれば、選手寿命もかなり延びるのではないかと考えています。しかし、大半のトレーナーは筋肉や骨格の状態を調べる方法すら知りません。自分の経験と直感で診ているのが実態です。

もちろん、骨格のバランスが崩れやすいのは、スポーツ選手だけではありません。また、ハイヒールを履いていない人、つまり男性にもリスクはあります。引っ越し屋さんや宅配便の配達員など、重い物を運ぶ仕事に就いている人もリスクを負います。

実は、風邪をひいても、骨格のバランスが崩れることが多いのです。力のかかり方によっては、それほど骨格のバランスはもろいものなのです。免疫力が落ちているときも要注意です。

また、パソコンの使用時間が長い人、指先だけの仕事や弦楽器の奏者の方々も、骨格のバランスを崩しやすいです。

さらに体に合わない食品やアルコールを摂取する人、チップスなど油ものをよく食べる人も、骨格のバランスを崩しやすい傾向があります。しかも、栄養状態が悪い人は、矯正しても回復が遅い傾向があります。これについては、第４章で詳しく説明しましょう。

にわかに信じがたい話ですが、くしゃみをした瞬間に肋骨が折れたという話もあります。このケースでは、患者の胸椎にずれがあって、力が入らない状態になっていた可能性があります。もともと骨密度も低かったうえに、くしゃみは想像以上に筋肉を使うので、骨折したのです。骨格の矯正をしていれば、絶対にこんなことにはなっていなかったはずです。

このように骨格はもろく、ずれが生じやすいのです。

背骨の3分の1がずれ、初めて感じる痛み

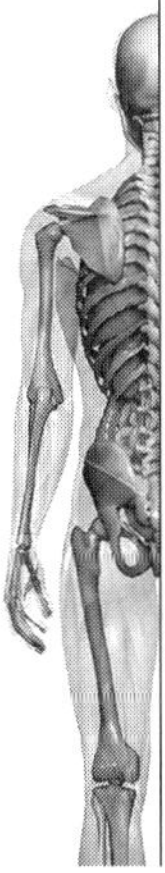

最近、歯科医に定期的に通院して、歯垢の掃除をする人が増えています。それが影響しているのか、高齢になっても、自分の歯で食事ができる人が増えています。こう

した医療の背景には、「未病」の考えがあります。病気になる前に、その原因を取り除くことで、病気を防ぐ取り組みです。

骨格についても、定期的に整体院・整骨院に通って、骨格のバランスを矯正すべきだというのが私の考えです。しかも、幼児期からそれを始めるのが理想的です。というのも出産のときに引っ張られて、椎骨がずれる子がいるからです。それが原因で、足のふんばりがきかずに、立って歩けるようになる年齢が遅れる子もいます。これらの障害は、骨格を矯正すると改善します。

1年に2回程度でいいので、定期的に骨格のバランスを整えていれば、高齢になっても、肩・腰・膝・大腿の故障はほぼ完全に回避できます。整形外科で手術を受けずに生きていけます。

一般論になりますが、若い人の場合、背骨の3分の1ぐらいがずれて、初めて強い違和感をもち、痛みを感じ始めます。3ヵ所や4ヵ所のずれでは、こりを感じる程度で放置しがちです。椎骨と椎骨の間にあるショックを和らげる椎間板が瑞々しくて厚いために弾力性があり、神経にあまりストレスがかからないからです。

ところが、年齢が高くなると、手入れをしていない体は椎間板が薄く硬くなり、筋肉に乳酸が蓄積され、血行不良になって、不快感をもつようになるのです。最悪の場合は、椎間板が変形してしまい、椎間板ヘルニアや脊柱管狭窄症などを誘発します。

あらためて言うまでもありませんが、若い人は、70歳や80歳になったときの自分の体の状態を想像できないわけです。しかし、若死にしない限り、だれでも高齢に達します。そのときに、骨格がしっかりしていれば、健康な生活が送れるわけです。

骨格矯正で生活習慣が変わった幼児

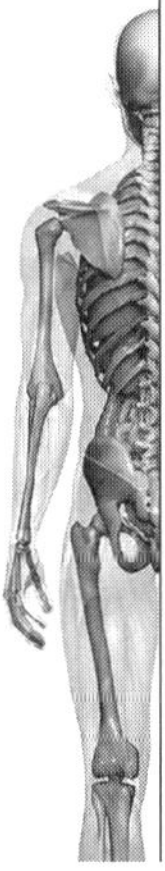

子どものときから、骨格矯正を受けたことで、生活習慣と健康が画期的に改善した例もあります。その少年が初めてオックスフォードの私の施術院に来院したのは、小学校5年生のときでした。母親は次のように話していました。
「風邪をよくひく子で、それが原因なのか、生活に活気がありません。うとうとと

夢を見ている時間が長く、睡眠の質もよくありません。朝の目覚めも悪いです」

「登校はしていますか?」

「はい、ただ体育の授業を受けるとかなりの疲労感が残るのか、帰宅してからも、疲れがありありと見えます。休日も家に閉じこもっています」

私が診察したところ、体温も低く、呼吸も浅い。肩こりと頭痛、それに腰痛もありました。骨格診断をしたところ、頸椎骨の4ヵ所、腰椎の2ヵ所、それに鎖骨の2ヵ所がずれていました。

「いつからこうした症状が出ましたか?」

「幼児のころからです。それからずっと続いています」

「病院へは行かれましたか?」

「はい、病院を転々として検査を繰り返してきましたが、何の異常もないと言われます。原因はわかりません」

体のツボに押圧刺激を与えると、少年は歯を食いしばって痛みに耐えました。老廃物が溜まっているから痛みを感じるのです。次に骨格の矯正をすると、少年の顔にほんのりと血色が戻りました。

この日の夜は、少年が夢も見ずにただひたすら眠り続けたということを、私は後日、母親から聞きました。

しかし、矯正しても骨の位置を元に戻そうとする筋肉の力が働くので、何度か施術を繰り返す必要があります。最初の矯正では12ヵ所の骨を動かしましたが、２回目ではそれが４ヵ所に減りました。それにともない筋肉痛も緩和され、快眠が当たり前になりました。

栄養指導も必要だったので、３回目の来院のとき、私は母親に幼時から少年が食している食材の一覧表を持参してもらい、それを頼りに少年の体質と食品の相性を見ました。

その結果、乳製品はすべてダメで、菓子類も米菓子を除いて避けるべきだと判断しました。白砂糖も不可。しかし、三温糖（さんおんとう）や黒砂糖は少量であれば食しても問題がないことがわかりました。もちろん、主菜・副菜である野菜、果実、魚、肉についても細かくチェックしました。そのうえで、不足しがちな魚油を補うためのサプリメント服用を勧めました。

私が栄養を重視するのは、栄養が悪いと回復が遅れるからです。施術家は施術だけすれば十分だという考えに、私は異論をもっています。栄養を含め、総合的に治療するという方針が必要なのです。

さらに付け加えるならば、代謝力を高めることも必要です。代謝力とは、古いものと新しいものが入れ替わることです。細胞は常に代謝しています。そして、若い人ほど代謝が活発です。高齢になると回復力が遅れるのは、加齢とともに代謝力が低下するからなのです。50代になると、代謝力は10代、20代のときの3分の1程度になります。

代謝力が高まると回復力も早くなるのです。そうすると当然、リハビリの効果もあがります。筋肉を鍛えるのも効率的です。

代謝力は自分の意思で行動する生活スタイルにすれば、相対的に高まります。こまめに働いている人は、代謝力が高い傾向があります。

そこで私は、母親に少年に規則正しい生活をさせるようにアドバイスしました。

2週間の食事療法で少年の症状はかなり改善しました。昼間の眠気が激減し、朝の起床も自分でできるようになりました。学業にも集中できるようになりました。もちろん、筋肉の痛みも腰痛も改善しました。

４回目の施術で全身の骨格がほぼ安定して、微妙に細かい矯正も楽にできるようになりました。母親の報告によると、少年の体温は正常になり、朝の目覚まし時計が鳴る前に、自分で起床できるようになったといいます。生活習慣が改善したことで、短時間で効率的な勉強ができるようになったとのことです。

５回目の施術は、治療を始めて６週間後でした。体調が見違えるほど良くなりました。コーラや甘いヨーグルトなど添加物が多い食品を、体が受け付けなくなりました。体に合う食品と合わない食品の区別を、体自身が判別できるようになったのです。

そして６回目の施術を受けるときには、運動が楽しみに変わったと口にしました。もちろん、痛みや肩こりも再発していません。

このように年少者であっても、骨格のバランスを矯正して、正しく栄養摂取すれば、体調は改善するのです。幼児期から少年期は、肉体的にも精神的にも人間の成長にとって大事な時期です。骨格のバランスが崩れていたがゆえに、この時期を子どもらしく過ごす機会を失ってしまう可能性もあるわけです。それが幼児期から、定期的な骨調整を私が勧めるゆえんにほかなりません。

怪我をして初めて骨格矯正を体験

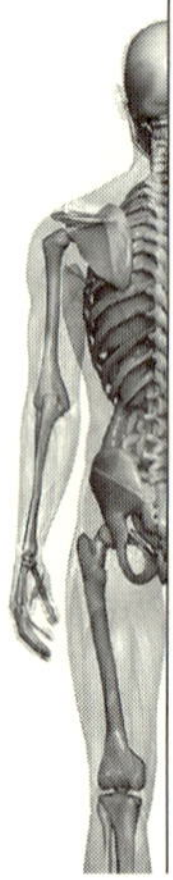

もちろん、高齢になってから骨格のバランスを調整しても、遅過ぎるということはありません。60代ぐらいから急激に脚が衰えてくるわけですが、足腰の健康を保てると、精神力にも影響を及ぼします。

たとえ痛みがなくても、なんとなく足のだるさを感じたり、体調がすぐれなかったりするときは、年齢に関係なく施術を受けるべきです。問題を早い時期に解決して、体の部品を劣化させないことで、健康を維持することができます。

ただ、ほとんどの患者は、怪我をしたり、体調が悪くなったりして、初めて骨格バランスの矯正を受け、それを機に定期的に骨格の「チューニング」を受けるようにな

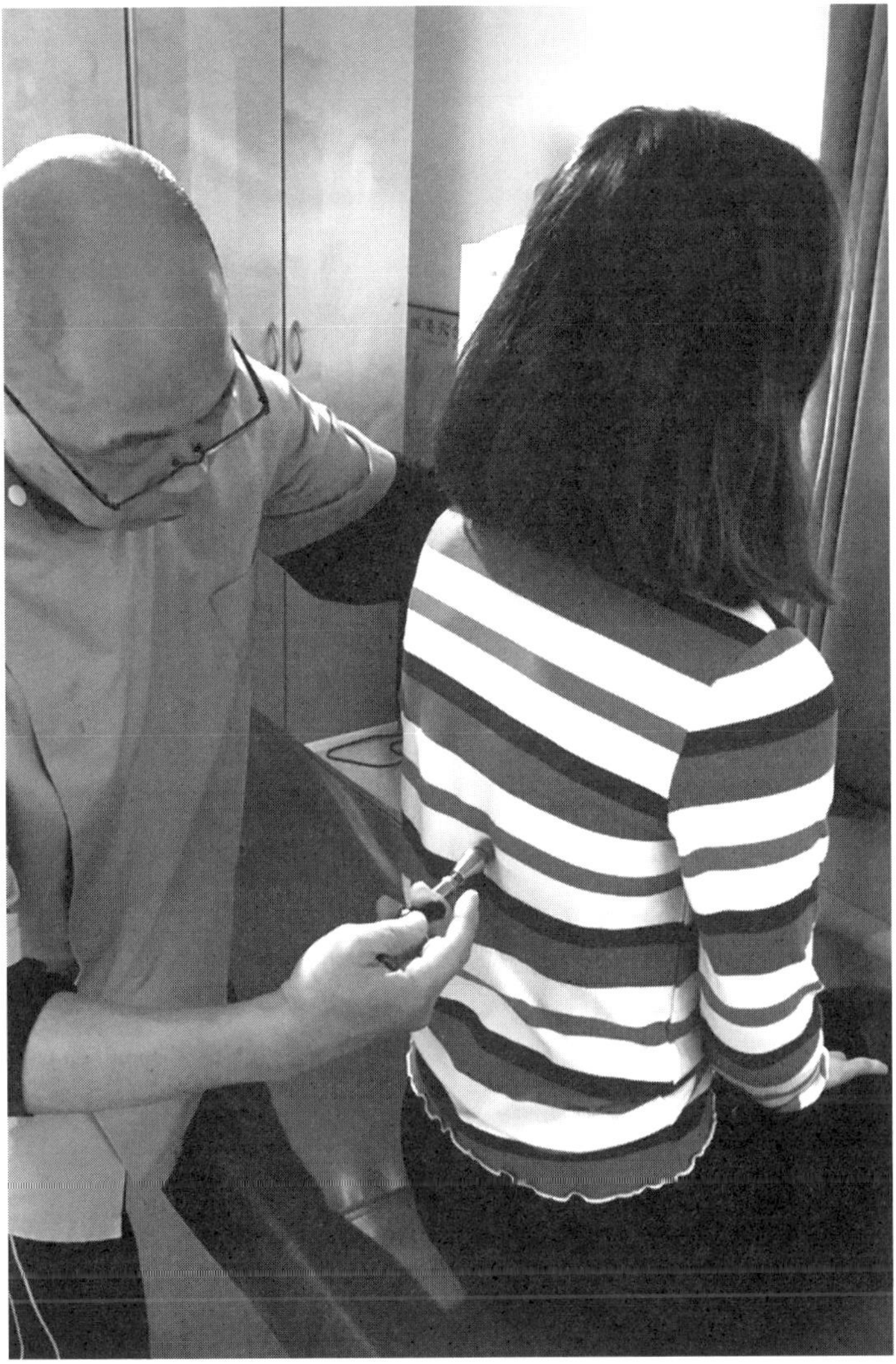

アキュヴェーターを使って骨格矯正を行う著者

腰の骨（腰椎）の構造

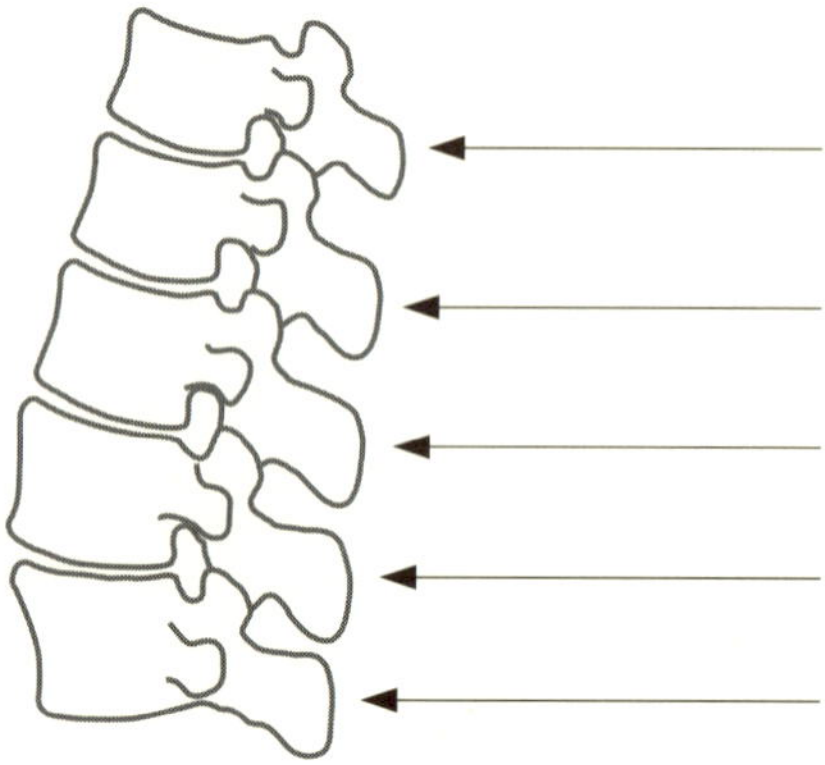

ります。次に紹介するスティーブさんもその一人です。

スティーブさんは、22歳のときにウェイクボードの事故で骨を痛めて、私の施術院へやってきました。ウェイクボードというのは、水上スキーの一種で、一枚の板に乗って、主に沼や湖でボートに牽引されて、アクロバット的な技を競い合うスポーツです。時速30キロから35キロのスピードが出ます。

体操競技の経験をもつ彼は、湖上で素人からみたらアクロバット的なことをして、技を磨いていました。ところが、練習中に空中で一回転して水上に着水したとき、板の先端部分を水にひっかけて、腰椎骨3番、4番、5番が同方向へずれてしまったのです。ちなみに事故以外で腰椎骨が3ヵ所、同じ方向にずれることはまずありません。

骨がずれた瞬間に、激痛が腰部と股関節に走ったといいます。病院で強い痛み止めを処方されましたが、効果はありませんでした。

私はスティーブさんの骨格を矯正しました。3回続けて腰椎骨の矯正をして、症状は落ち着きました。股関節周辺の筋肉も痛めていたので、1ヵ月間はまともな運動はできませんでしたが、後遺症は出ませんでした。

これを機にスティーブさんは、定期的に骨格の矯正を受けるようになりました。

定期的に骨格の矯正を

年齢を問わず健康な人の体は、骨の周りにある血管を血液がスムーズに流れます。

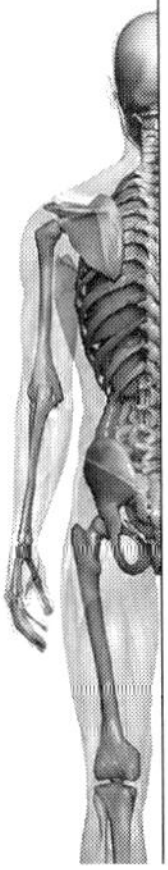

血液が忙しく動いています。ところが骨がずれると、その周辺の筋肉が固くなって、筋肉の状態も悪くなります。

そのために骨の水分がどんどん少なくなります。骨の色も白から灰、黒になり、そのうちに骨自体が変形することもあります。その典型的な例が椎間板ヘルニアなのです。もちろん事故で一瞬にして、骨がずれることはありますが、長い歳月をかけて、少しずつ変形していくケースが圧倒的に多いのです。そしてほとんどの場合、慢性化します。

こうした状態を事前に防ぐためには、年に2回ぐらいは骨格矯正を受けた方がいいでしょう。年に2回のインターバルで骨格矯正を受けていれば、痛みに悩まされることはありません。一生を通して健康でいられます。

余談になりますが、人間の体には24の椎骨があり、このうちの8個がずれていると腰痛になるリスクがあります。

足にしびれ感があるとか、だるさを感じる程度の苦痛であれば、その場で、ストレッチなどをして症状を軽くすることはできますが、これは根本的な治療ではありません。

胸の骨（胸椎）の構造

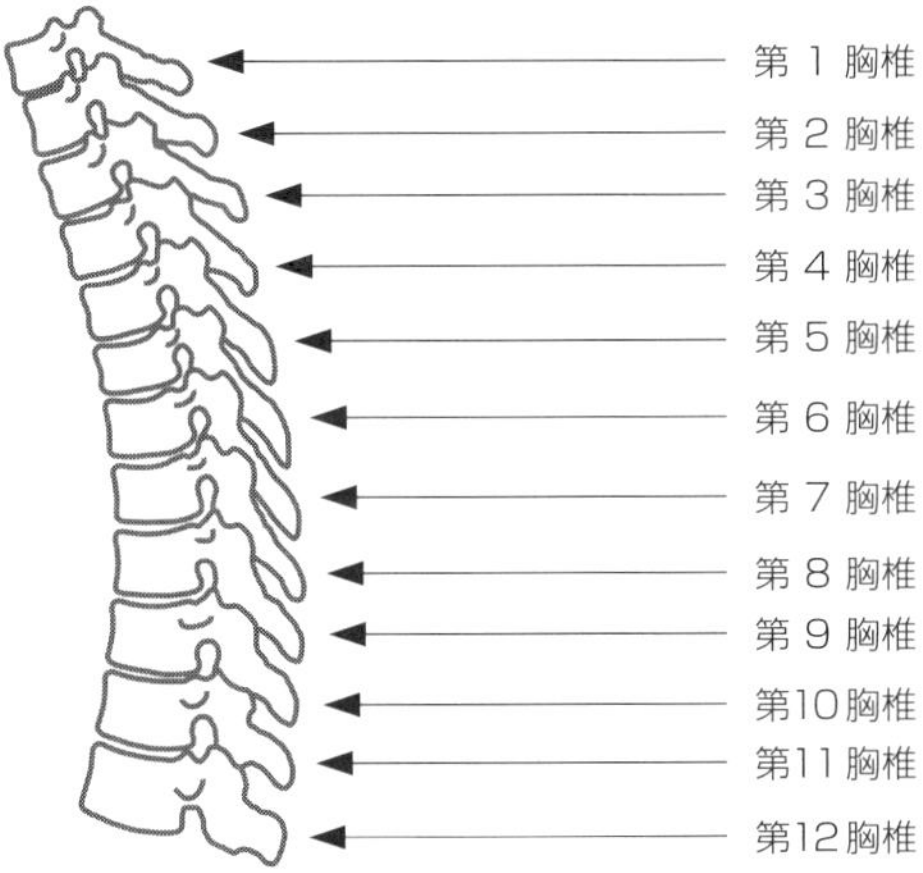

対症療法です。骨格を矯正することこそが、根本的な治療なのです。

参考までにやや専門的なことを申し上げますと、筋肉を痛める原因になるのは、頸椎骨では、1番、2番、4番、5番です。胸椎骨では、特に1番、4番、5番、11番、12番です。腰椎骨の場合は特に、1番、2番がずれると、体調不良や筋肉の不調に直結します。鎖骨の位置も安定していません。

私は、施術する側ですから、施術の意味をすべてわかってやっています。しかし、日本では整形外科医や接骨師はもとより、整体・整骨師でも、意外なほど骨格のずれと体調不良の関係を知りません。マッサージもどきの刺激や直感に頼る骨の矯正を行っている人が大半です。これでは患者さんは、いつまで経っても良くなったという実感を得られません。

もし、体の辛い状況の人の骨格全個所のバランスを正確に取ることができれば、「ああ、これが最高のバランスなのか」と実感させてあげることができます。そして、その感覚は「これが人間の本来のバランスなのか」と記憶に残ります。この記憶は、感動と言ってもいいでしょう。

重要なことは痛みが出てから整体・整骨院へ行くのではなく、定期的に骨格の矯正を受けることです。これは年齢とは関係のない基本的な健康のための原則なのです。

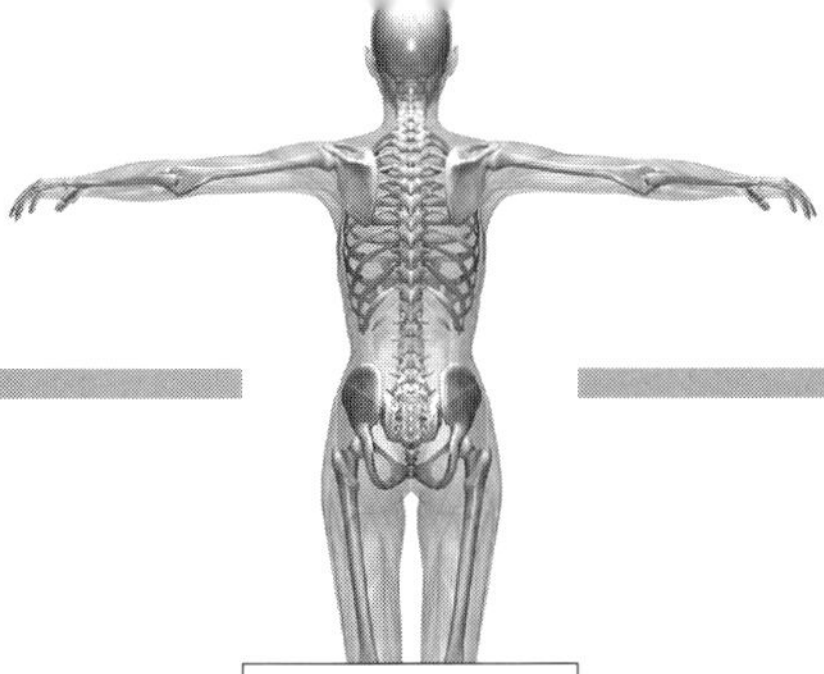

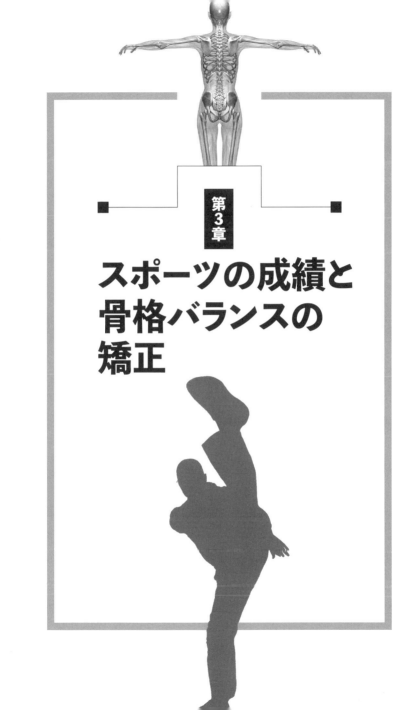

第3章

スポーツの成績と骨格バランスの矯正

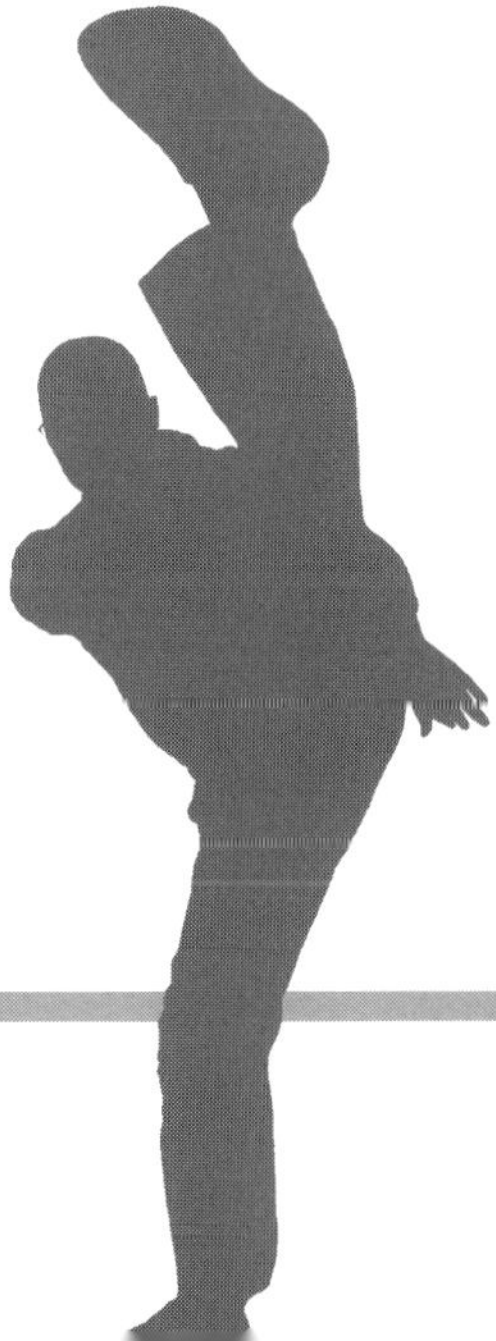

スポーツの基本は体の軸

フィギュアスケートのテレビ中継を見ていると、解説者が体の軸に言及することがよくあります。紀平梨花選手は、トリプルアクセルで高くジャンプしても、体の軸がまったくぶれません。解説者によると、それがスムーズな回転を生む一つの要素になっているといいます。

私の専門である空手でも、体の軸がぶれないことを重視します。特に回し蹴りなどは、体の軸を中心にした動きをするので、軸がぶれていると、回転する際に軌道が狂って正確に標的に当たりません。そんなとき、骨格を矯正してバランスを良くすると、蹴りの精度が戻ります。

また、軸がしっかりしていると、予備動作も小さくなります。予備動作というのは、野球の投手でいえば、ふりかぶる動作のことです。空手の場合ですと、蹴りや突きの

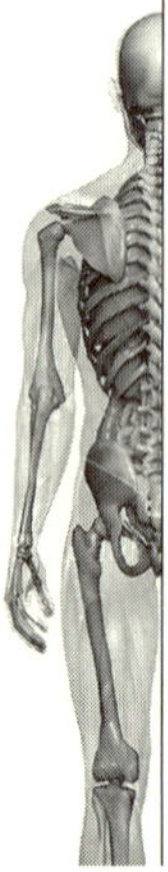

前段の身構えのことです。

たとえば、破壊力のある強い蹴りを入れるためには、なるべく大きな動作をすることで遠心力をつける必要があります。しかし、モーションが大きいと相手に動作を見破られるので、簡単にかわされます。予備動作を小さくすると、相手に動きを読まれなくなります。

私の得意技は、頭部への左回し蹴りだったのですが、左足をあまり後ろに引かない体勢から、体の軸を利用して小さなモーションで蹴り出していました。そうすると、おもしろいほど蹴りが決まりました。

空手には組み手の試合のほかに、型の部もあるのですが、骨格のバランスが取れている人が型をやれば、拳が空を切るときに胴着が鳴るバシッという音が違います。強く力が伝わるからにほかなりません。骨格が左右でアンバランスの人は、型の美を表現することができません。

スパイクで地面を蹴りやすくなった

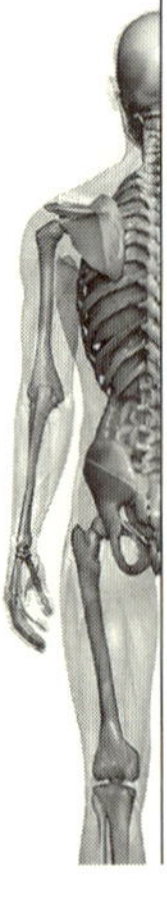

20年以上前、私は高校野球部の後援会長から、選手の骨格を矯正するように依頼を受けたことがあります。チームの中心的な4人か5人の選手を施術したのです。夏の甲子園大会の開催期間中で、合宿中の選手をホテルに訪ね、骨格のバランスを調整しました。

野球の場合、ピッチャーにしても、バッターにしても、右か左のどちらかの筋肉を使うので、骨格のバランスが悪くなりがちです。それがスランプの原因になることも、ままあります。

私の施術が功を奏したのかどうかは知りませんが、高校球児たちは甲子園でもかなり勝ち進みました。

後日、後援会長に会ったとき、選手たちが、関節の動きがスムーズになったと感想をもらしていたと伝えてくれました。関節の動きがスムーズになるとは、言葉を換えれば、無駄な動作がなくなったということです。

その後、プロ野球の選手からも依頼を受けて、骨格のバランスを取ったことがあります。いずれも腰痛のある選手だったのですが、施術するとすぐに全快しました。

このうちの一人は、頸椎骨と腰椎骨、それに胸骨のバランスが崩れていました。おそらく骨が7ヵ所か8ヵ所ずれていたように記憶しています。本人から話を聞いたり、骨診断をしたりしてみると、練習によって蓄積した疲労が回復しないまま、次の日の練習に入っていたために、骨格のバランスも崩れやすくなっていたらしいことがわかりました。

詳しくは第5章で述べますが、体力や技術の向上は、負荷をかけたことで生じる疲労から回復するプロセスを抜きにしてはありません。ただ、がむしゃらに練習すればいいという「根性論」は、昔の考えです。負荷をかけた後は、疲労を回復させるのがスポーツ科学の常識なのです。

もう一人の選手は、頸椎骨と腰椎骨の不具合だったと記憶しています。施術したあ

と、実際にグランドで走塁してもらいました。感想を聞いたところ、

「スパイクで地面を蹴りやすくなりました」

と、驚いた様子でした。

「足が軽くなったでしょう」

「そうですね。動きがスムーズになったのを実感しました」

整骨することで、スポーツ選手の成績がどう変化したかを記録してみると、中村式の骨格矯正術の成果がよく見えます。プロのレベルに近づけば近づくほど、微妙な骨のずれが成績に影響するので、効果がよくわかるのです。プロになると実力の差が紙一重である場合が多いわけですが、それを左右しているのが、骨格の歪みだったりするのです。

そんなわけで、この章では、スポーツ選手を例に中村式骨格矯正術の効用を説明しましょう。

次に紹介するのは、施術後に競泳バタフライのタイムが大幅に短縮した例です。

バタフライで記録が2秒近く短縮

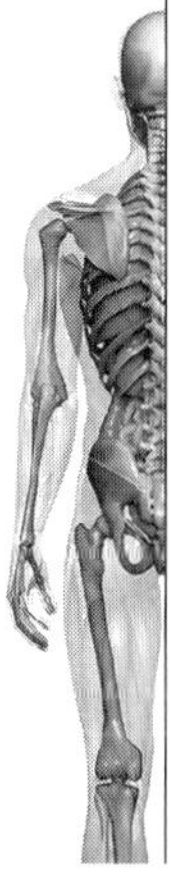

競泳選手のジョンが、初めて私の施術院を訪れたのは、高校生のときでした。体育教師をしている父親が腰痛もちで、数年前に椎間板ヘルニアの手術を受け、その後、定期的に私の施術院へ来院して骨格の矯正を受けています。その関係で、息子のジョンを私に紹介したのです。

ジョンは当時から将来有望な選手で、ナショナルチームに入るレベルの泳力がありました。長身で手足の長い体つきは、まさに競泳の適性を示していました。小学校の高学年から水泳を始め、得意種目はバタフライでした。

私はジョンの体型をひと目見て、

「猫背ぎみですね」

と、言いました。

「みんなから、そう言われます」

「矯正すれば、間違いなく記録が伸びるよ」

費用は、彼が所属している水泳クラブが支払うということだったので、患者として引き受けました。

ジョンを診察したところ、頸椎、胸椎、鎖骨のバランスが崩れていました。しかし、若いこともあって、最初の施術で背骨がかなり真っ直ぐになり、胸も開かれた状態になりました。

「泳いでみてどうだった」

再来院したときに、私は尋ねてみました。

「肩の回転が大きく感じるようになりました」

2回目の施術で胸椎の1番と3番のずれを矯正して、鎖骨の位置も正常に戻しました。そして3回目の来院の際に、水をかいたときの感触を尋ねてみました。

「手の平が水を捕えている感覚です」

「足の蹴りは?」

「よくなりました」

その後、ジョンから、１００メートル・バタフライの記録を２秒近く短縮したという報告がありました。骨格のバランスを均等にすることで、水をかくときの方向が直線になり、スピードが出るようになったのです。

しかも、左右が均等になったことで、背骨を軸とする体の左右の動きが同じになりました。左右のバランスが悪いと、直線を意識して体を動かしても、微妙にずれるものなのです。それゆえに、骨格矯正術で骨格のバランスを良くすることが大切なのです。

ジョンの場合、首が安定したことで、キックとリズムを生む腰部や椎骨も良くなりました。本人に体感について聞いたところ、

「ひとかきずつ水を捕えながら、前に進むのを実感しました」

と、言いました。満足している様子でした。骨格のバランスを取る施術を受けた野球選手が、地面を蹴るスパイクの感触を実感するのと同じ原理です。それを水中で実感しているのです。

またまた余談になってしまいますが、私は中学生のころ、陸上競技の400メートルを走って好成績をおさめたことがあります。ランニングも水泳と同じ力の原理が働いています。走るときには、地面を蹴った足が前に運ばれ、着地するのですが、このとき、足が真っ直ぐに着地すると、スムーズな推進力が生まれます。着地した足が、少しでも右や左にずれていれば、推進力も分散して、スピードが出ません。骨格のバランスを取ることで、正しいランニング・フォームが生まれるのです。

陸上競技にしても、競泳競技にしても、野球にしても、空手にしても、体の軸と左右のバランスに体が制御される共通の原理があるのです。

ジョンの場合は、一日に何千メートルもの長距離を泳ぐので、1回の施術だけでは骨の位置が安定しませんでした。

また、別の原因もありました。これは私の推測になりますが、おそらく小学生ぐらいのときから、上半身が猫背ぎみになり、そのまま慢性化していたことが複数回の施術を必要とした要因です。結局、5回ほど骨格矯正を行って、ようやく骨格のバランスが安定しました。

ちなみに最近は、猫背を治療するための本も出版されていますが、その内容を知っただけでは治りません。自分で治すことは困難です。治ったとしても、それはもともと重症のケースではなかったからです。

筋肉のバランスは、骨格のバランスと一体なので、胸椎骨、頸椎骨、鎖骨を総合的に矯正して初めて正しい姿勢になります。そして、その姿勢が長期間にわたって自然に保てるようになるには、十分な栄養を取って、肝臓や腎臓など、内臓の働きを良くする必要もあります。

猫背になる背景には、さまざまな要素があり、それを取り除くことが肝心なのです。

その後、ジョンは競泳レースの３日前に骨格を微調整して、本番に臨むようになりました。その結果、美しい泳法にさらに磨きがかかり、素晴らしい成績を残すようになりました。

整骨でゴルフスコアーが回復

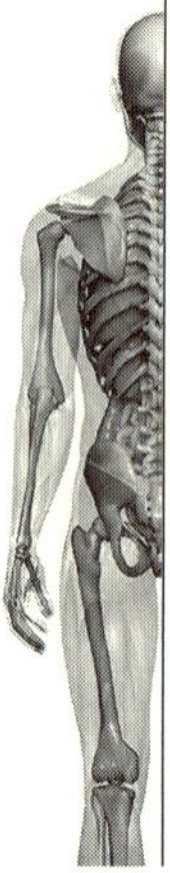

スポーツを通して、中村式骨格矯正の成果をもう一つご紹介しましょう。オックスフォードでパブレストランを経営しているディヴィドさんのケースです。ディヴィドさんは、38歳のときに施術を希望して私を訪ねて来られました。趣味はゴルフです。ディヴィドさんのケースを通じて、ゴルフの成績と整骨の関係がわかります。

ちなみにディヴィドさんは、18歳から25歳までプロのサッカー選手でした。ですから、もともとは強靭な体力の持ち主だったのです。ゴルフも得意で、ハンディキャップはプラス1。ドライバーショットは300ヤードでした。

プロサッカーから引退したあとは、パブを経営していました。その関係で馴染みの常連客が何人もいました。そんなこともあって、付き合いでついついビールやワインを多飲してしまう習慣ができてしまったのです。

アルコールが肥満の原因になることは言うまでもありません。飲み過ぎると体にも悪影響を及ぼします。しかし、仕事柄、適量の範囲で飲むことは難しかったのです。

体が強靱でどんなにアルコールに強いと言われていても、35歳を過ぎるあたりから、少しずつアルコールの影響が出てきます。脂肪が増えたり、血管がもろくなったりしがちです。もちろん加齢にともない、骨格もバランスを失い、歪みができます。ディヴィドさんは、だんだんと肥満に近づいていったのです。

プロサッカー選手のときは体重が78キロでしたが、私の施術を受けた35歳のときには、１０３キロになっていました。25キロも増えたのです。ワインの飲み過ぎが原因だったようです。体が肥満するにつれて、ゴルフの成績も下降していきました。

「体のどこが一番辛いですか」

「腰です」

「痛みは？」

「あります。ゴルフコースを5ホールも歩くと、手で腰をかばう仕草をしているこ

とがよくあります
「腰部の筋肉の働きが悪くなっている証拠です」

ディヴィドさんの場合は、施術を2回行っただけで腰痛が治まりました。もともと強い体の持ち主だったからです。

しかし、食事の改善が必要だったので、アルコールを週3回に減らすようにアドバイスしました。その結果、すぐに効果が現れました。10キロほど体重が減り、ゴルフのときに手を腰に当てる仕草もなくなったとのことでした。

ゴルフのスコアーも回復しました。その後も体調を維持するために、月に1回の骨格矯正を受け続けています。

今では体に痛みを感じるから骨格矯正をするのではなく、体の軸を正常に保つことが目的で施術を受けています。さすがにプロのスポーツマンです。肉体のメカニズムについてわきまえています。

サプリメントについての注意

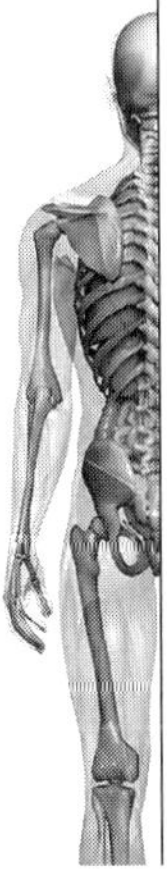

従来の整体・整骨を受けても、なんとなく良くなったとしか感じない人が意外に多いものです。これは正しく骨格矯正がなされていないからにほかなりません。正しく骨格矯正をすると、劇的な変化が現れます。

逆の見方をすると、骨格のバランスを取る施術を受けたスポーツ選手のその後の変化を見ると、正しく施術できる施術家かどうかが簡単にわかります。

骨がずれていると筋肉が正常に働きません。それがスポーツの成績に表れるのです。7ヵ所か8ヵ所の骨のずれであれば、少し辛いが耐えられないというほどではありませんが、それを超えると、痛みも現れ、極端に成績も落ちます。

逆説的に言えば、骨格を矯正すると体の動きが良くなるのです。骨格のバランスが取れている選手は、年少者であれば、大人になってからも記録が伸び、怪我をしても回復が早い特徴があります。

ちなみに、この章ではディヴィドさんのケースは別として、栄養のことには踏み込んでいませんが、施術と並行した栄養指導をしたことは言うまでもありません。繰り返しになりますが、骨格のバランスを取るだけでは不十分で、それに加えて栄養の指導をする必要があるのです。

水泳選手のジョンに対しては、ビタミンC、亜鉛、魚油などを勧めました。サプリメントを服用しました。

その結果、スタミナもアップしましたが、スポーツ選手の場合は、サプリメント使用には注意を要します。国際大会ではドーピングテストがあり、サプリメントの種類を見分ける必要があるからです。

細心の注意を払う必要があるのです。ドーピングテストで陽性になると、それまでの実績がゼロになります。潔白を主張しても、通用しないのが普通です。それゆえに、細心の注意を払う必要があるのです。

選手寿命が延びたのは、骨格のバランスを取る施術を含む肉体の管理と栄養が良くなったからにほかなりません。サプリメントの普及もひと役買っています。ただ、特にスポーツ選手の場合は、細心の注意を要します。

あらためて言うまでもなく、スポーツ選手に有効な体の管理方法は、一般の人にとっても健康のための秘訣ということになります。プロスポーツをめざす人も、めざさない人も、骨格のバランスを整え、適切な栄養を取ることが健康の基本なのです。

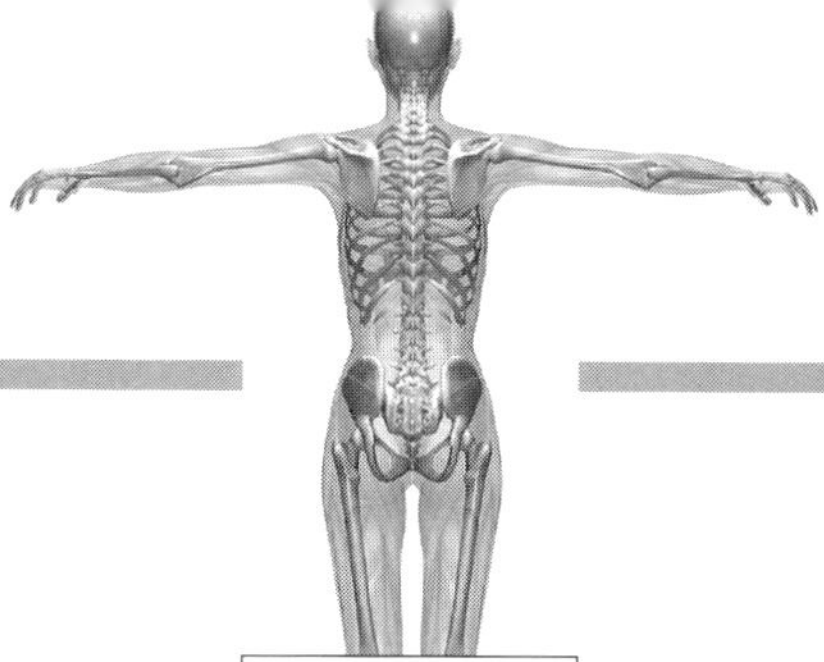

第4章

適切な栄養が回復力を早める

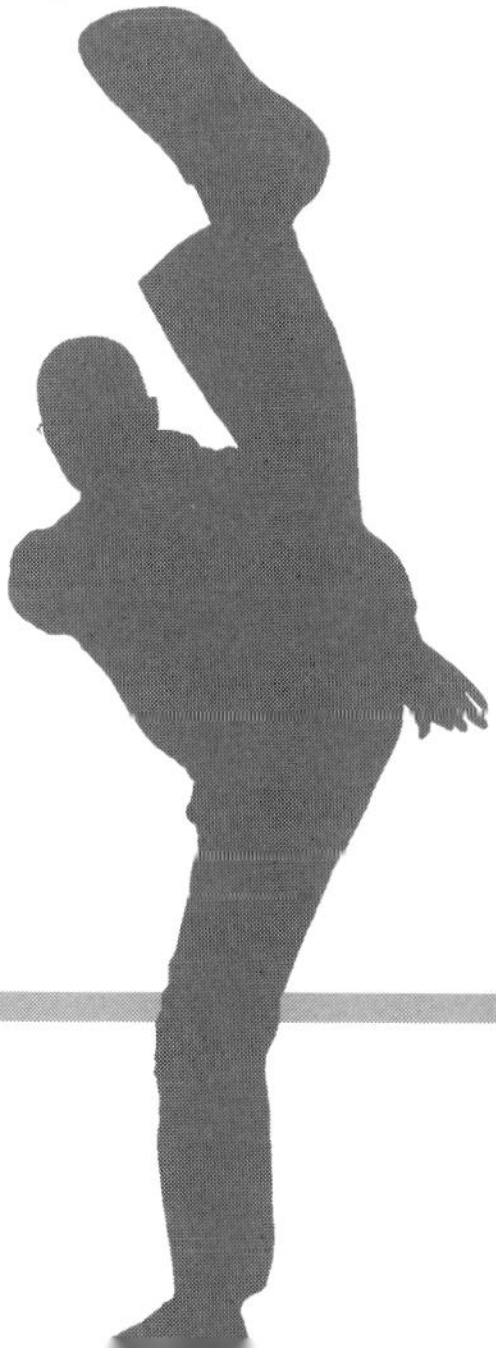

栄養の差が治療結果に影響する

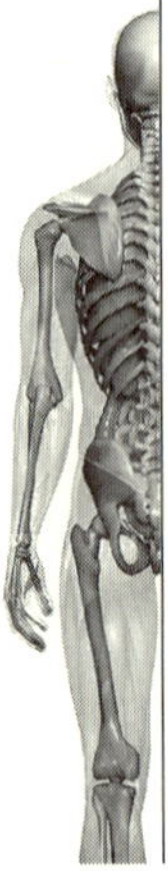

　体が栄養を吸収しなくなれば、体は衰えます。こんなことはあらためて言うまでもないことですが、栄養についてのアドバイスをせずに骨格の矯正だけを重視する整体・整骨師——もとより、きちんと指導される方もいますが——は少なくありません。

　すでに述べたように栄養状態が悪いと、怪我の回復も遅れます。若いときは、体力がありますから、それをなかなか自覚できませんが、高齢になってくると栄養の差が治療結果に影響を及ぼすことを自覚できるようになります。

　ただし、自覚するためには、整形外科医や接骨師はもちろん、整体・整骨師が栄養と回復力の関係についてアドバイスする必要があります。

　世の中には、栄養に関する誤った情報が広がっています。たとえば高校野球の監督で、選手に対してこんなアドバイスをする人がよくいます。

「体力を付けるために、とにかくメシをたくさん食べろ」

寮生活をしている野球チームでは、食事量にノルマを設けているところもあるようです。

実際、プロ野球の選手のなかには、大食漢と言われる人が多いのは事実です。「鉄人」と呼ばれた元広島東洋カープの故・衣笠祥雄さんも、食通だと聞いています。女子マラソンの高橋尚子さんも、食事量が多かったことで知られています。

大選手になった人々の食生活をヒントにして、高校球児に食生活を指導しているわけですが、こうした方針はあまり科学的とはいえません。

というのも、人間の体質にはかなり個人差があって、体に良い食品と良くない食品は個人によって異なるからです。

食物を食べると消化されるわけですが、その際、酵素が不可欠になります。酵素の助けを得て、初めて食物は消化されるわけです。酵素と食事を切り離して考えることはできません。食物に栄養があるかどうかを見極めることも大切ですが、それよりももっと大切なのは、特定の食品を消化できる酵素を持っているかどうかです。

ところが、どのような酵素を持っているかは、かなり個人差があります。この点を踏まえていないと、高校球児に向かって、

「何でも食べなさい」

「好き嫌いは良くありません」

「食べたものは全部栄養になります」

などと、指導することになりかねません。

たとえば、牛乳を飲むとよく下痢をする人がいますが、あれは牛乳を消化する酵素がまったく分泌されていないか、分泌されていても、極めて少ないからです。その結果、下痢によって、牛乳が体外へ流し出されてしまうのです。

酒を飲むと、すぐに赤くなる人がいます。なかにはひっくり返る人もいます。これは病気ではなく、体の反応にほかなりません。言うまでもなく、アルコールを分解する酵素の不足が原因です。あるいは分泌が悪いか、まったく分泌されていない証しにほかなりません。

ですから、アルコールを飲んで体に反応が出る人は、飲まない方が無難です。無理

をして飲んでいると、体を壊します。アルコールを飲めない体でも健康体の人はたくさんいます。

相撲取りが太っている理由

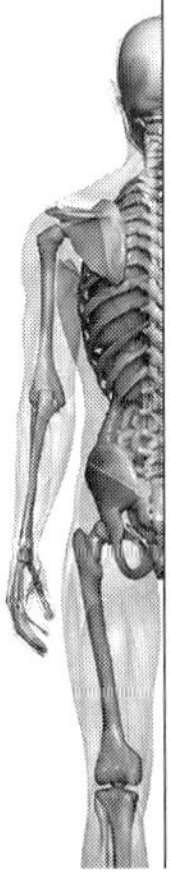

衣笠選手が、何でも食べることができたのは、もともとどのような食品でも消化できる強靭な肉体の持ち主だったからにほかなりません。何でも消化吸収できる体質だったから、豊富な栄養を摂取でき、体も「鉄人」になったと考えるのが順序なのです。

この点をわきまえていないと、食べることによって、逆に体を壊すこともあります。その典型的な例が力士です。相撲取りに糖尿病になる人が多いのは、周知の事実です。全体の3分の2ぐらいの力士が糖尿病になります。また、現役を退いても、やせられない人も多く、そういう元力士は、心臓病になるリスクが高くなります。

力士は相対的に寿命が短く、60歳か70歳で亡くなる人が多いです。これは不自然な食べ方をしているからです。若いときから内臓を酷使しているからにほかなりません。

普通、人間は一日に3度食事をします。これは長い歴史のなかで定着した習慣で、体もそれに合致した反応をします。3度食事をすることで、血糖値などを一定に保っているわけです。

ところが、相撲取りの食事は原則として一日2回です。稽古が終わったあと、一気に大量の食品を食べます。そうすることで、体重を増加させているのです。人間の体は、コンピュータのように精巧に出来ていて、血糖値に上下がない状態では、あまり糖分を体内に摂り入れることができません。逆に血糖値が変動すると、低くなっているときに、一気に糖分を吸収する性質があります。その結果、太るのです。

これは人類の長い歴史のなかで、到達した動物の性質なのです。人間も含めて動物は、自然環境のなかで生きてきたわけですから、食にありつけないこともあります。それゆえに、食にありついたときは、栄養を全部吸収しようとするのです。

相撲部屋では、この原理を逆手に取って、力士の食事を原則として一日2回、しかも大量に食べさせることで、人工的に体を太らせているわけです。

しかし、食品を消化吸収するために必要な酵素は個人差があるわけですから、体に悪影響が及ぶことがままあります。勝負が最優先されるプロの世界ですから、これもやむ得ない側面があるのですが、健康な生活とは無縁です。一般の人は絶対に真似るべきではありません。

プロになるような人は、もともとそれに見合った肉体になる素質があるわけです。みなさんが全員、オリンピックの１００メートル選手をめざすわけではありません。全員がプロ野球に入れるわけでもありません。それを前提にして、健康法を探るべきだというのが、私の考えです。

私が施術においても栄養を重視するとはいえ、衣笠選手の真似をすべきだと言っているわけではありません。それぞれ個々人に合った食品を適量に取ることが重要だと言っているのです。

食べ物の適性にも国民性がある

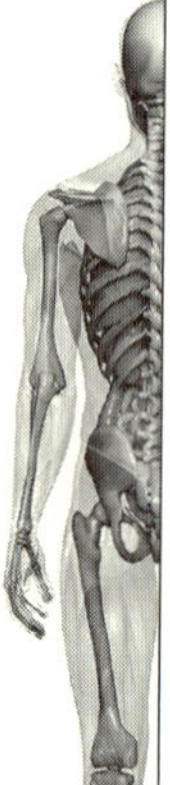

私が栄養について考えるようになったのは、オックスフォードで本格的に骨格矯正の施術を始めてからでした。極真空手の指導で初めてイギリスへ渡ったときは、年齢的に若かったこともあって、栄養のバランスなどは考えずに牛乳ばかり飲んでいました。

しかし、2度目の渡英のときは、38歳になっていたうえに、健康づくりを仕事にしていたわけですから、栄養について考えざるを得ませんでした。特に体が弱い人を治すには、食事まで気を配らなければならないと気づいたのです。

栄養がしっかりしている人は、血液の質も優れています。傷を負っても、すぐに血が止まります。骨格のバランスを崩しても、治るスピードが速いのです。

オックスフォードという国際都市が私に栄養についての考え方を教えてくれた、と言っても過言ではありません。

正直なところ、私は、イギリスの食べ物はあまり口に合いませんでした。イギリスではパンが主食です。パンの種類によって、自分の体に合うものと、合わないものがあります。大麦パンは週４回ほど食べると快食です。

私の場合、菓子パンはＮＧです。食べるとあくびが出ることもあります。しかし、黒砂糖でつくったパンを食べても眠くなりません。

相対的に日本食の方が合っていたので、日本食を中心とした食生活をしていました。ただ、日本食のなかでも、牛肉などは合いません。体が拒否します。昔は筋肉をつけるために無理に食べていましたが、今にして思えば、本当に効果があったかどうかはわかりません。

今は鶏肉が一番体に合っています。豚肉の場合は、酒粕を少しかけると食べやすくなります。魚では、青魚は麹漬けか味噌漬けにすると体に合います。

しかし、自分の体が日本食向きだからといって、私の施術院を訪れるすべての患者さんにとって、日本食が健康食に該当するとは限りません。人は、それぞれ酵素の種類が違います。

たとえば、日本人がジャガイモばかり食べていたら体調がおかしくなることもあります。しかし、ロシア人はジャガイモをいくら食べても平気な人が多いのです。それは長い歴史のなかで、ジャガイモを主食にして、それに順応した体質になっているからです。

スウェーデン北部出身の人は、肉ばかり食べていますが、何の問題もありません。高齢者でもどんどん肉を食べます。もともと野菜が育たないところで生きてきた狩猟民族だからです。これも長い歴史によってつくられた体質にほかなりません。

オックスフォードは国際都市です。私はそこで、国や民族が異なれば食べ物も異なることに気づいたのです。人類全体にとって良い食品とか悪い食品といった原理はないのです。

脳の原理を利用した筋肉反応テスト

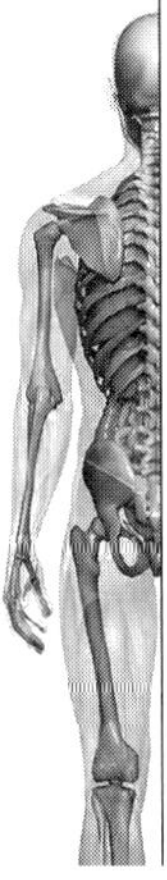

すでに述べたように、私はクライアントに対して栄養指導する際に、これまでクライアントが食べたことのある食品のリストを提出してもらいます。どの食品が体に合っていて、どの食品が合っていないのかを見極めるためです。

とはいえ、私は医師のように、血液検査をして、体質と食品の相性を見ているわけではありません。

結論を先に言えば、筋肉反応テストを行うのです。これはイギリスでよく使われる方法で、脳の性質を応用したものです。順を追って説明しましょう。

まず、大前提になるのは、脳が体の司令塔である事実です。たとえば、車を運転していて、前方に人が飛び出してくると、咄嗟にブレーキを踏みます。これは脳が瞬時に「危険」を察知して、足にブレーキを踏み込むように指令を出した結果にほかなりません。そこには思考をめぐらす余地はありません。

酒を飲んで顔が赤くなるのも脳の反応です。体にアルコールを分解する酵素がないことを脳がキャッチして、「赤信号」を出しているのです。インフルエンザになると熱が出るのも、脳がウイルスを退治するように指令を下した結果です。ですから「熱さまし」などは、絶対に飲んではいけません。

このように脳は、極めて高性能な「コンピュータ」なのです。当然、どのような栄養が、その人にとって害になり、どのような栄養が不足しているかの情報も蓄えているのです。その情報を引き出すのが、筋肉反応テストです。

方法は至って簡単で、クライアントは腕を曲げて肩の高さにあげ、腕と胴体が直角になる姿勢を取ります。次に調べたい食品の名前をクライアントに伝え、その瞬間、クライアントの腕を下方向へ押します。たとえば、

「ビール」

と、言ってから、腕を下へ押します。腕が下がると、この食品は「NG」です。食べてはいけないということです。逆に、腕が下がらなければ「OK」です。体がその

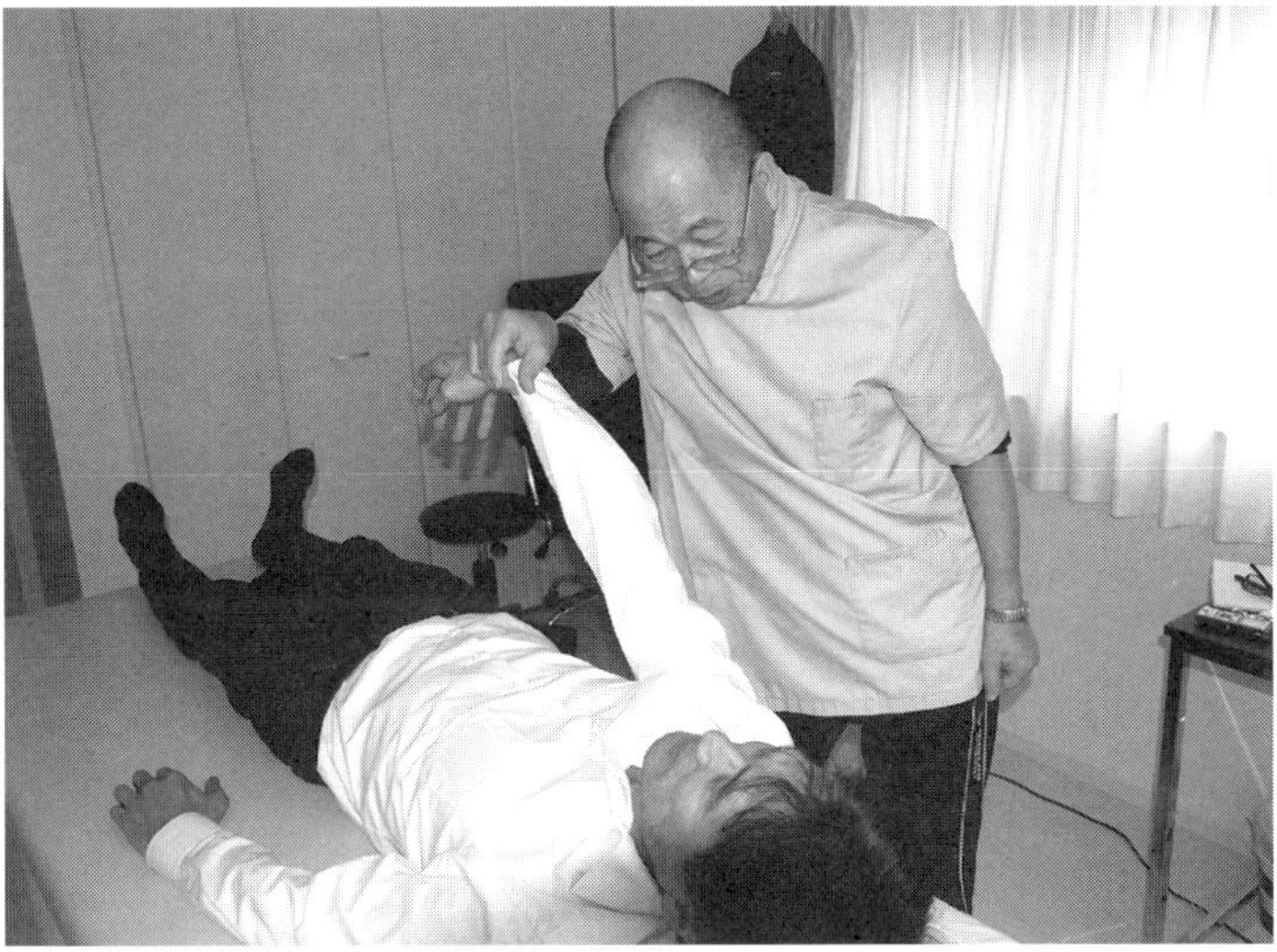
筋肉反応テストを行っている著者

食品を求めているということです。

これまで食べたことのない食品が体に合うかどうかを調べる場合は、クライアントに実物の臭いを嗅がせ、腕の反応を見ます。たとえば、玄米を食べたことのない人に玄米の臭いを嗅いでもらい腕の反応を見ます。腕が下がると、「NG」で、下がらなければ「OK」です。

オックスフォードで知り合った人のなかには、納豆など日本特有の食品を食べた経験がない人もいます。私は、彼らに納豆の臭いを嗅いでもらい、納豆が体に合っているどうかを調べてきました。

特定のサプリメントが体に必要かどう

かを調べる際にも、同じ方法を使います。サプリメントの臭いを嗅いでもらい、腕の反応を見ます。

繰り返しになりますが、脳は自分の体についての情報をすべて把握しているという理論に基づいて、こうしたテスト方法が開発されたのです。私の経験則から言えば、この方法はかなり精度が高いと言えます。

坐骨神経痛に悩む66歳の女性

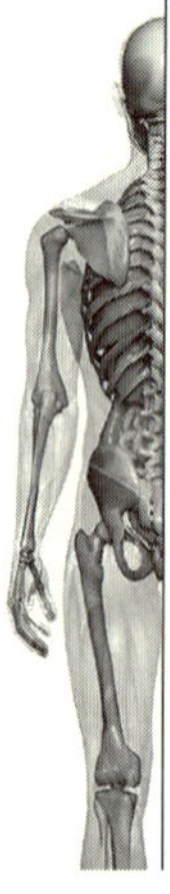

体調が悪い人や高齢者の骨格矯正をする際には、栄養についてのアドバイスをていねいに行う必要があります。そこで、栄養に特別に配慮した治療例をいくつかご紹介しましょう。いずれのケースも、高齢者で栄養の状態が極めて悪い状態で来院され、素晴らしい回復を見せました。

欧米では、女性が水道工事の専門職になることは特に珍しいことではありません。

ジェームスさんもその一人です。職歴は45年。彼女は、20年近く坐骨神経痛に悩まされてきました。私の施術院に来院されたときは、66歳でした。

作業現場で重機を使わない場合は、男性と同じようにスコップやツルハシを使って、地面を掘削したり、埋めたりします。かなりの重労働です。それが原因で腰痛になったのです。

45歳のころから腰に違和感があり、時々、マッサージを受けてきたそうですが、筋肉のバランスを取ったり、椎骨の矯正をしたりしたことはないと言います。整形外科にも一度だけ受診しましたが、何も異常はないと言われたとのことでした。

「ここ数年間は足のしびれが日常化して、だるさや痛みも増して、仕事がかなりつらくなりました」

「手足が冷えませんか？」

「両足はいつも冷たく、血の気がありません」

「冷え性ですね」

1回目は、全身の骨格のバランスを矯正しました。その結果、痛みはなくなりましたが、4日目に再来院されました。前回ほどではありませんでしたが、痛みとしびれが戻ってきたと言います。念のために、私はジェームスさんに、病院でMRI検査を受けるように勧めました。がんなどが原因で、腰痛になることもあるからです。

当たり前のことですが、施術家にがんの治療はできません。幸いにジェームスさんにがんは見つからず、私が治療を続けることになりました。

初診のときから、私はジェームスさんは、栄養のバランスが極めて悪いと見ていました。血色がすぐれず、筋肉もガチガチに強張っていたからです。椎骨板が薄く、瑞々しさがなくなり、スキャンを撮ったら、真っ黒になっているだろうと推測しました。ただ、骨格そのものはしっかりとしていたので、肉体労働にも長い間、耐えることができたのです。その骨格にも、ついに限界がきたのです。

若い人であれば、少し栄養についてのアドバイスをすれば、体調は回復するものですが、ジェームスさんは高齢者ですから、そんなわけにはいきません。

自分が食べてきた食品のリストを作成してもらい、筋肉反応テストで一つひとつの相性を調べました。その結果、イワシやサバなどの青魚が不足していることがわかりました。逆に、豚肉や牛肉などの肉類を食べ過ぎている状態になっていることが判明しました。

私は魚油を勧めました。カルシウムや亜鉛のサプリメントも勧めました。食品だけで栄養が補給できない場合、サプリメントによる補給が不可欠になります。もちろん、人によっては相性の悪いサプリメントもあるので、これも筋肉反応テストによって確認する必要があります。

３週間後、ジェームスさんは足指の冷感を受けなくなりました。しかし、腰椎のバランスは、まだ少しずれています。脚のしびれやだるさも残っています。

仕事を続けながらの通院ですから、痛みやしびれは一気には解消しませんが、回を重ねるごとによくなっていきました。６回目で、体の違和感がなくなりました。

初診時は、全身で８ヵ所の関節のずれがありました。それが、現在ではほぼ正常になっています。私の経験則から言うと、彼女の椎間板は少しヘルニアの傾向がありました。もともと強健な人なので、長い間、我慢できたということです。しかし、それも栄養不良と老化で限界に達したのです。

ジェームスさんのようなケースでは、特に栄養の見直しがカギになります。骨格矯正の施術だけでは、再発を繰り返すことになりかねません。

奇跡的な回復を見せた腕利きの機械加工業者

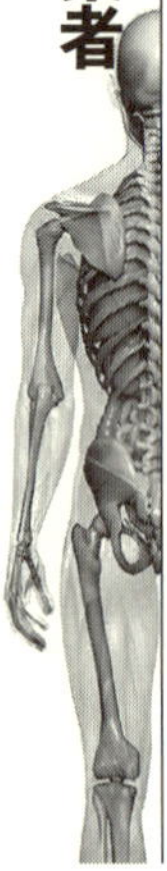

次にご紹介する例も、栄養に重点を置いた治療です。

腕利きの機械加工業のフォードさん、64歳のケースです。フォードさんは、仕事中に首と肩を打撲し、約5年間も痛みに悩まされたあと、私の施術院を受診されました。事故のあと入院を含めて14ヵ月の間、治療を受けましたが、職場への復帰はかないませんでした。重役の座も、退かざるを得ませんでした。

外傷こそありませんが、満足な睡眠もままならない状態です。夜中に何度も目が覚め、そのたびに肩を回したり、腕をブラブラさせてみたり、時には立ち上がって、布団の周囲を歩いたりする状態です。怪我をしたあと、満足な睡眠を取ったことは一度もないと言います。病院でＭＲＩ検査も受けましたが、異常はないと言われたそうです。

私は定期的に骨格矯正の施術を繰り返しながら、念入りに栄養の指導をしました。ジェームスさんの場合と同様に、高齢に加えて重症なので、栄養についてのアドバイスの精度を上げる必要があったのです。

筋肉反応テストで相性の悪い食品と相性の良い食品を調べました。それからどの食品をどのくらいの量で、どのくらいの頻度で食べるかまで指導しました。サプリメントについても、多種類のなかから、フォードさんの体に最適なものを選びました。サプリメントの内訳はビタミンＡ・Ｂ・Ｅ、亜鉛、葉酸、魚油の６種類でした。これらが、フォードさんの体に不足している栄養でした。

治療の結果、不快な症状が消え、５回目の施術が終わったころには、快眠度がかなり高まりました。さらに治療を続けたところ、１年半後には、夜に途中で起きることが極端に減りました。回復度は90パーセント。ほぼ事故前のレベルに戻ったのです。

骨格矯正だけではなく、栄養に細心の注意を払ったからこそ、フォードさんは全快することができたのです。

今では、事故に遭う前よりも肩回りの回転がスムーズになっています。体がリラックスした状態を、実感しておられるようです。

フォードさんは、栄養が果たす役割を自分の体験を通じて理解されたクライアントの典型と言えるでしょう。

栄養の改善でアトピーを克服した

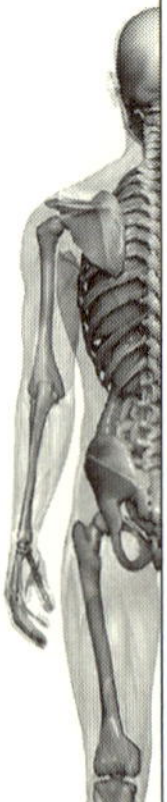

栄養指導を徹底して、アトピーの患者さんを改善させたこともあります。この人は幼児のころから、水道水に含まれている塩素に対するアレルギーがありました。それが原因で、プールで呼吸困難になったこともあります。塩素の量が多すぎたのです。
そこで、塩素濃度が低いプールを選ぶと、反応が出なくなりました。しかし、それでも少しずつ体内に塩素が蓄積されていきます。化学物質は、徐々に体内に蓄積して、

それが有害なものである場合、一定の量を超えると体に何らかの症状を出現させます。

この患者さんの体内にも、徐々に「毒素」が蓄積していったのです。そして、18歳のときにアトピーを発症しました。

私の施術院に来院されたときは、体をかきむしって血だらけでした。かさぶたもできていました。

この人に対しては、まず水道水をやめるように指導しました。ミネラルウォーターに切り替えてもらったのです。アイスクリームなど、人工甘味料を含んだ食品も控えるようにアドバイスしました。

もちろん、体質に合っている食品と合わない食品を調べて、合わないものは控えるようにアドバイスしました。さらに漢方もやりました。

その結果、毒素がどんどん体から排出され、かゆみがなくなりました。肌荒れも治りました。こうして一応は、アトピーを克服しましたが、肝臓が疲れたときには再発することもあります。

仮に、私が骨格のバランスを矯正する施術しか行っていなければ、こうした成果は生まれなかったはずです。私が骨格矯正と栄養は車の両輪だと考えているゆえんにほかなりません。

玄米を食する効用

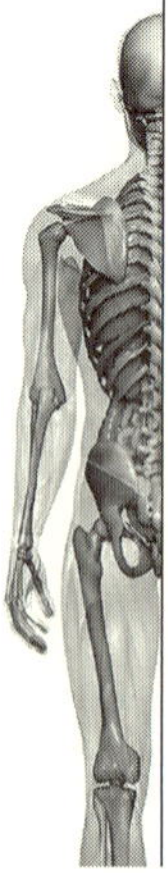

痛みがなかなか改善しないうえに、ＭＲＩで診ても原因がわからない場合、ぜひ試していただきたいのが玄米です。ひと月ほど試してみてください。

玄米は、私の経験からいうと90パーセント近くの人に効果があります。ただし、必要とする玄米の比率は人によって異なります。たとえば、白米を30パーセント、玄米を60パーセント、大麦を10%というふうに配分します。あるいは玄米が80パーセントで大麦が20パーセント、というふうに。

玄米の硬さが嫌な人は、玄米を洗ったあとに水ではなく、熱湯で2時間以上浸して炊き始めます。そうすると、柔らかく炊き上がります。お湯の量は白米を炊くときよりも20～30パーセントぐらい増やすと、白米を炊いた状態にかなり近くなります。

玄米を水に浸して炊く場合は、24時間ぐらい浸すことをお勧めします。

ちなみに無農薬の玄米は栄養価も高く、それを入手できるならば、それに越したことはありません。

玄米は腸の働きを促進して、他の食物の栄養吸収を良くします。また、他の食材の味覚を鋭くします。

玄米を食べることで、治療の効果もかなりアップします。スタミナが増して、味覚が増します。血糖値や血圧、皮膚の状態も良くなり、体内からの毒素の排泄も促進されます。特に喫煙者や血糖値の高い人に対しては、その優位性をより発揮します。

小腸と大腸の両方とも椎骨と直接つながっているので、腸の状態が良くなると、腰痛も緩和されるのです。

季節ものが健康を増進する理由

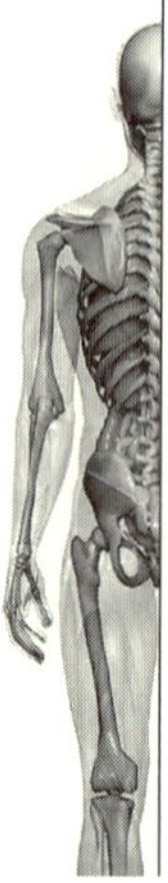

私は国際学園都市・英国オックスフォードで30ヵ国以上の外国人に対して施術治療した経験から、国籍や人種が変わると、酵素も変化することを知りました。

長生きされている方は、消化酵素に恵まれて、自分の食べるべきものを知っているのです。ビタミンやミネラルの吸収力も強いです。

だからといって、体の弱い人に対する救済の道がないわけではありません。要するに、自分の体質に合った食品は何か、補うべき栄養は何かを知って、それに応じた食習慣を身に付ければいいわけです。

一般論を言えば、基本的に野菜や果実などは、季節ものを食べると効果大です。逆に、たとえば冬にキュウリを食べるのはお勧めできません。食べるのであればゴマ油をつけるとか、糠漬けにするといいでしょう。季節のものを食べていれば、大きな間違いはありません。

というのも、冷蔵庫が登場する前の時代は、人間は季節のものを食べてきたからです。その長い歴史が、人間の体質をつくっているからです。

白米を長期にわたって食べ続けるのも、良くありません。胚芽米をお勧めします。人間にはもともと胚芽米を食べてきた歴史があり、白米は栄養があるところを全部削っているからです。

骨格を整え、バランスの取れた栄養を体内に取り組む。さらに理想を言えば、運動をすることが健康の第三の秘訣です。その効率的な運動の原理については、次章で説明しましょう。

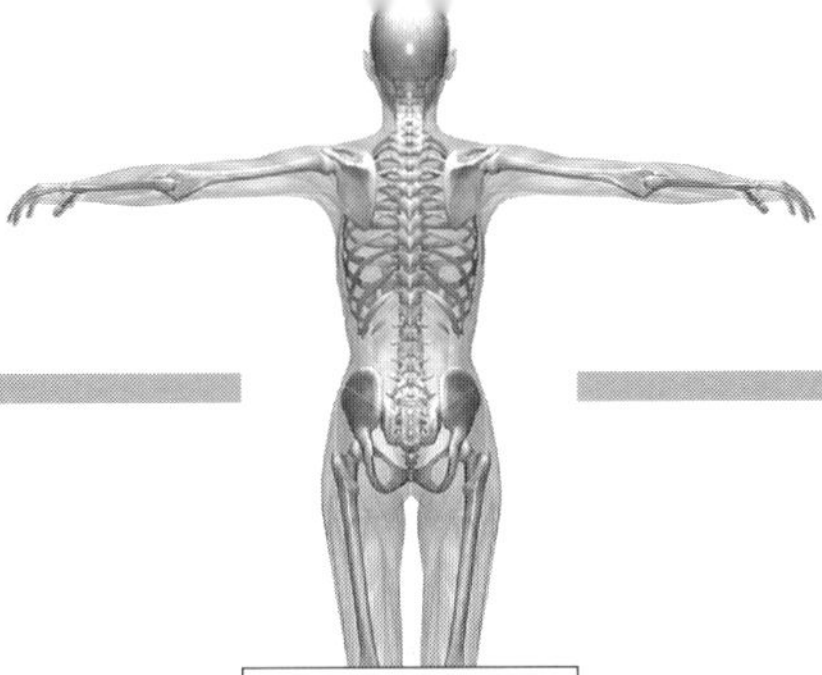

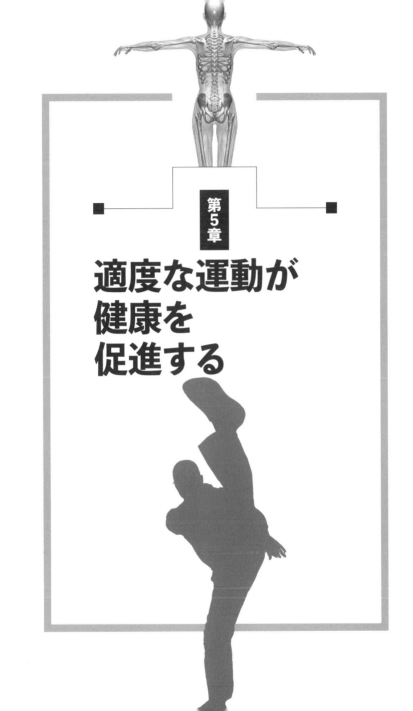

第5章

適度な運動が健康を促進する

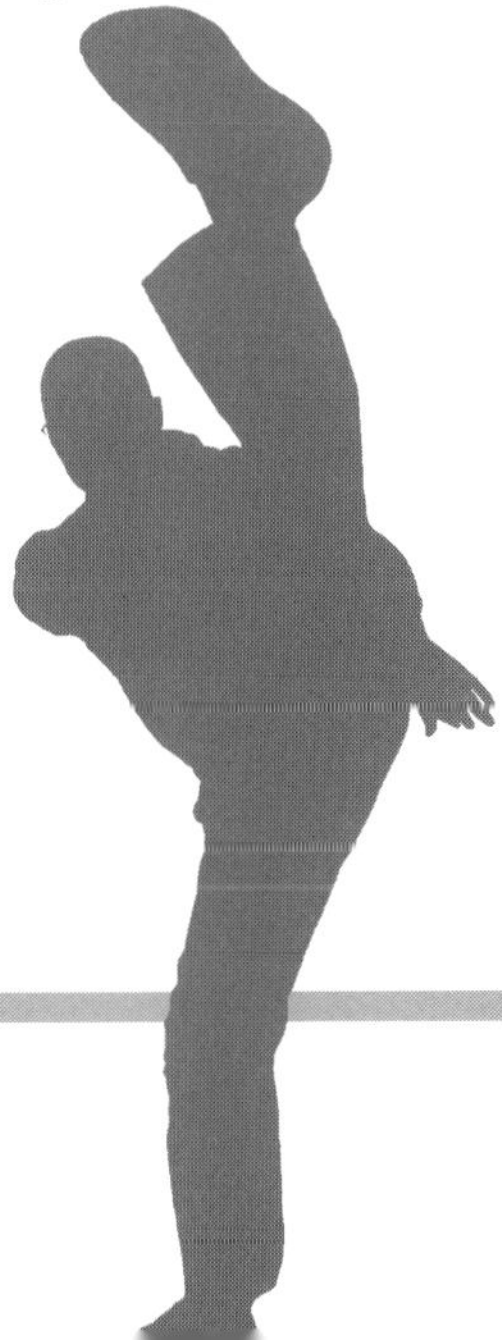

疲労を蓄積させない適度な運動

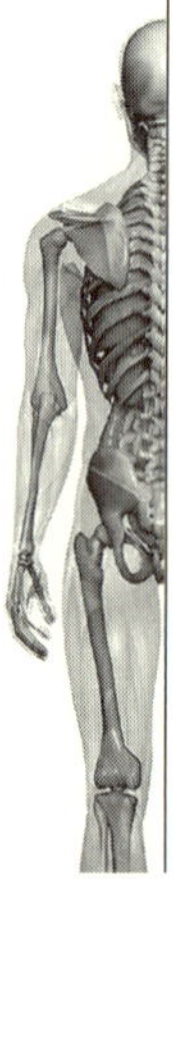

２０２０年の東京オリンピック・パラリンピックへ向けて、国はスポーツを奨励しています。テレビは、オリンピック・パラリンピックの選手候補に焦点を当て、厳しい練習をしている様子を盛んに報じています。

私もかつては、極真空手の全日本選手権に出場して、日本一をめざした体験をもつ者ですから、オリンピックに焦点を合わせている選手たちに共感を覚えます。同時に、施術家の立場から言えば、一般の人々に対して世界一をめざすような過激な運動を勧めることはできません。適度な運動をしてこそ、健康につながるのです。

プロにとっての運動と一般の人の健康のための運動では、若干異なる部分があります。

ちなみに私自身は、一日にプールで１キロ（25メートルを無呼吸で40本）泳ぐことを日課にしています。1キロという距離は、私の66歳という年齢を考えるとかなり運動量が多いと言えます。しかし、空手の現役時代に毎日ハードな練習をしていたこともあって、私にとっては適度な運動です。

ところが、ほとんど運動経験がない人にとっては、1キロの水泳は過酷で体を壊す原因になりかねません。運動の効果は、体に負荷をかけ、それによって蓄積した疲労から回復することであがるのです。ですから、健康維持のためには、疲労を極度に蓄積させない適度な運動が最も効果的なのです。

自分の年齢や体型を考慮に入れて、辛い運動ではなく、楽しみながら、個々に合った運動を生活のなかに取り入れることが大切です。

胴回りがメタボ気味の人であれば、いきなりウエートトレーニングで筋力を鍛えるよりも、まず、3ヵ月ぐらいプールで泳いでみてください。長い距離を泳がなくても、結構、効果があります。

休みながら200メートル泳ぐだけで十分です。少しずつ距離を延ばしていけばいいのです。快適に疲れると、睡眠の質も良くなります。血圧も安定して、内臓脂肪も減ります。

こうしたプロセスを経て運動に慣れ、ウエートトレーニングや体幹トレーニングを行うことをお勧めします。そうすれば、骨格矯正の効果がいっそう際立ってくるはずです。

誤った運動をすると症状が悪化する

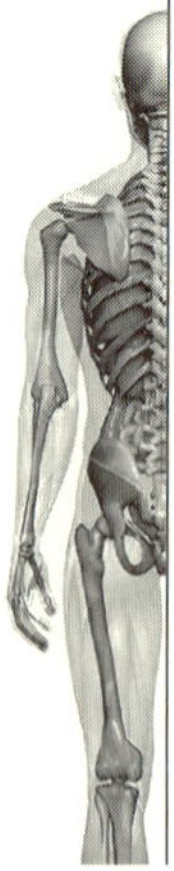

運動をする際に大切なもう一つのポイントは、正しい方法で体を鍛えることです。自己流の誤った方法で運動をしていると、軽い運動であっても、骨格のバランスを崩す原因になります。
たとえば、「お尻を鍛えて腰痛を予防する」というキャッチフレーズが、夜中のテレビで流れていましたが、首や腰に不安をもった人に、この運動は禁物です。症状を悪化させます。弱点のあるところに、疲れが溜まるからです。

骨格矯正によって、まず骨格のバランスを整え、腰痛や肩こりを解消するか、軽減したうえで、運動をする必要があります。骨格の安定感をつくって初めて、運動の効率もあがるからです。

施術を受けて整体・整骨師からアドバイスを受ければ、自分の体の弱い部分や強い部分がわかります。自己流で運動を始め、期待とは裏腹に、逆に体の弱い部分に疲労が溜まって、体調を悪くしては意味がありません。

新しい靴を買う前に骨格矯正の施術を受けると、骨格のバランスを自然に維持できるようになると、前に触れました。それと同じように、運動を始める前に骨格矯正の施術を受けると、運動の効果もあがります。

ちなみに、スポーツで記録を狙う人は、よりいっそう骨格のバランスを整えることが重要になることは、前述した通りです。

私がこうした原理を読者にアドバイスできるのは、私自身が極真空手の日本一をめざして過激な稽古を続けた体験があるからにほかなりません。過激な運動をしたことで、故障を経験し、かえって人間の体の仕組みがよく理解できたのです。

根性だけでは強くなれない

私は小柄なので、大柄な相手を倒すためには、体重を増やすことが必要だと考え、強い負荷をかけたウエートトレーニングを続けました。その結果、骨格のバランスを崩してしまったことは、お話しした通りです。

今にして思えば、相撲取りが、不自然なかたちで、体重を増やすのと似たり寄ったりのことをしていたわけです。

若い時代は、運動と体の原理など知りませんでした。体力があったので、無理なことをしても平気だったのです。

高校時代は柔道をやっていて、東京都の大会の軽量級で3位になりましたが、稽古中に肘を痛め、「柔道ではもう強くなれない」と自覚しました。この怪我も今にして思えば、稽古のやり過ぎで、疲労が蓄積したことが原因だったのかもしれません。当

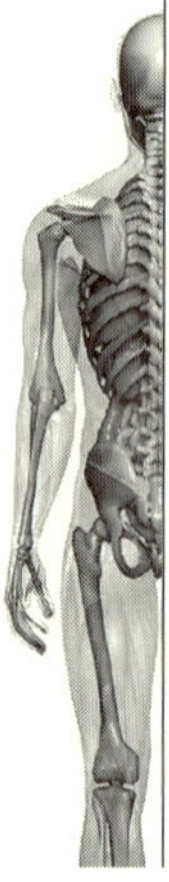

時は、根性論がまかり通っていた時代ですから、毎日、限界まで体力を消耗するスタイルが当たり前でした。

大学では寸止めの空手部に入部しましたが、面白くなかったので退部し、大学も中退して池袋の極真空手の本部道場に通うようになりました。

極真空手はフルコンタクトです。拳による顔面攻撃を除いて、「当て身」が認められています。私は25歳まで、本気で極真空手に身を投じるつもりでやっていました。自分を極限まで追い込む決意をしていたのです。

車を売り払って3畳半のアパートを借り、早朝から午後2時まで市場で働いたあと、道場へ通う生活を送っていました。１９７７年に全日本選手権で5位になったのが、私の最高成績ですが、空手の実力が認められたことで、イギリスへ渡り、ヨーロッパで空手を普及する道が開けました。さらに、それが後年、イギリスで施術院を開業する地盤にもなったわけです。

ヨーロッパの人々と接して、私は運動についての考え方がずいぶん変わりました。運動生理学に基づいた体の管理をする必要を知ったのです。たとえプロをめざすにしても、昔風の「根性論」だけでは、高い目標に到達できないことを知ったのです。プロの選手でさえも、トレーニングや試合のあとは、体を回復させるプロセスを経なければ強くなりません。体力の向上、あるいは技術向上の原理は一般の人と同じです。異なるのは、運動の強度と量です。

たとえばプロ野球の選手は、試合が終わると次の試合までに体力を回復しなければなりません。米国大リーグでは、先発のピッチャーが9回を投げきることはあまりありません。次の先発登板まで4日間しかないので、それまでに完全に疲労を回復させる必要があるからです。この原理を無視すると、故障につながります。

日本の高校野球で、投手の球数制限論が議論されるようになった背景にも、有望な選手を育成するためには、科学的なトレーニングが不可欠だという考えが常識になってきた事情があります。

その影響もあるのか、最近のプロ野球選手は、昔に比べて寿命が長くなっています。40歳ぐらいまでプレーする人がかなりいます。中日の山本昌投手に至っては、50歳までプレーしました。これは日本のプロ野球では、最年長記録です。

昔は、正しい運動の原理など解明されていませんでしたから、体の自己管理も悪かったのです。選手生命も短かった。どんなスポーツでも、30歳前に引退する人がほとんどだったのです。

今はデータでも体の管理ができる時代ですが、昔は先輩の言うことを聞いて、それを参考に自己流で管理していたのです。それも正しいアドバイスとは限りません。先輩といっても、30歳ぐらいの年回りですから、本当はよくわかっていないのです。自己流のアドバイスです。しかも、先輩へのしがらみがあって、酒席で、

「なんでおれの酒を飲まんのか」

と、言われれば、体に毒だとわかっていても、それに逆らえなかったのです。

ちなみに、暴飲暴食がなぜいけないかと言えば、肝臓と腎臓が疲労するからです。肝臓と腎臓は持久力のある我慢強い臓器ですが、加齢とともに衰えるのはどうすることもできません。暴飲暴食をすると、肝臓は短時間に大量の糖の処理をしなければなりません。

また、若いころに負担をかけ過ぎると、老化が早まります。20代のときは、暴飲暴

食に耐えられても、70代になると悲鳴をあげます。大事に使う必要があるのです。肝臓や腎臓がいったん疲れてしまうと、他の臓器の機能も悪くなる傾向があります。しかも、回復がなかなか難しいこともあります。それはちょうど、携帯電話のバッテリーの充電に時間がかかるのと同じ理屈です。

現役選手を長く続けたいのであれば、たとえ肝臓と腎臓が強くても、使い減らしを避ける必要があります。記録更新を狙いたいのであれば、暴飲暴食はするな、ということです。

スポーツ選手でなくても、気持ちよく長生きしたいのであれば、暴飲暴食は避けるべきです。

暴飲暴食だけではなく、煙草も良くありません。喫煙者と非喫煙者を比べてみると、非喫煙者の方が腰痛や背中の痛みからの回復が早いと言えます。幸いに日本でも、イギリスでも喫煙者は減る傾向にあります。

健康には過激な運動よりも、適度な運動が適している

選手寿命が長くなったのは、整体・整骨の技術や栄養学が発達してきて、故障しても早く回復させることができるようになったからです。そのための知識をもったトレーナーも増えてきました。

運動は、正しい原理に基づいて行う必要があるのです。そのうえで、プロをめざし、記録を狙う人は、どうしても限界近くまでやる必要があります。逆説的に言えば、かなりハードな負担をかけても、疲労から容易に回復できる肉体の持ち主でなければ、プロにはなれないということです。スポーツの素質とは、一つにはそういうものなのです。内臓が強くなければ、プロにはなれません。

空手にしても、体力のない人があまり激しい練習をすると体を壊します。壊さない

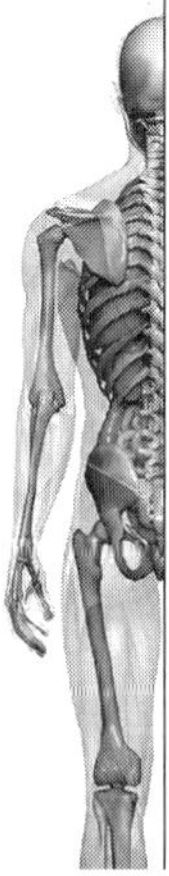

人は、そういう体を親からもらっていたということです。骨も普通の人よりも丈夫なはずです。ですから、みなさんよりも稽古の量を増やせるわけです。

私も肉体は強靱でした。現役のとき、骨を折ったことは一度もありません。どんなに思いっきり標的を蹴っても、怪我をしたことはありません。ただ、骨格のバランスが崩れることだけは、どうすることもできませんでした。これだけは、4足歩行から2足歩行へ移行した人間の運命でしょう。

繰り返しになりますが、一般の人は運動をして気持ちがいいだけで十分なのです。むしろ健康には、適度な運動の方が適しているのです。特に高齢になると、この原理を守ることが大切です。

余談になりますが、怪我が少ないということは、筋肉の質が良いことを意味します。大半の人は、硬い筋肉が良質だと思っていますが、これは誤解です。本人がリラックスしている状態で筋肉が硬い場合は、乳酸が溜まっていることを意味します。質の良い筋肉には、乳酸が溜まりにくく、力を入れたときにだけ硬くなります。

人間は生きている限り乳酸を出します。それを関節の周りに停滞させないように、筋肉を使ったあとは、ケアする必要があるのです。それが怪我を防ぐ秘訣なのです。

手軽な運動を習慣化するメリット

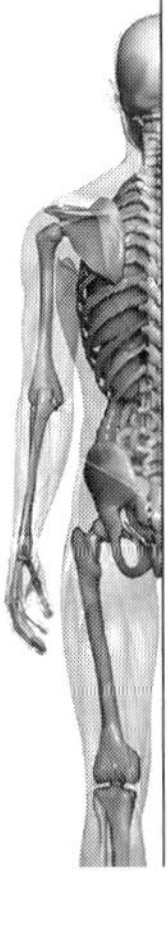

誰にでもできる手軽な運動をご紹介しておきましょう。
たとえば、バス停でバスの到着を待っている間に、大臀筋や内転筋を伸ばすための屈伸運動や前屈運動などは効果的です。特に汗の出にくい季節がお勧めです。バス待ちの時間や信号待ちのタイミングでやればいいわけです。なにもトレーニングウエアに着替えてから、運動しなくてはならない規則はありません。歯磨きをしながらでも構いません。
プールの中で、少し早足・大股で歩くのも効果があります。あまり疲れを感じないはずです。関節に負担をかけずに筋肉を鍛えることができます。しかも、健康のために不可欠な有酸素運動にもなります。

心臓にあまり強い負担がかからない運動を習慣化させることが大事です。最初からあれもやる、これもやると考えていると、計画倒れになります。水泳をするにしても、ウォーキングするにしても、徐々に距離を延ばしていけばいいわけです。3週間で余分な脂肪を減らすこともできます。

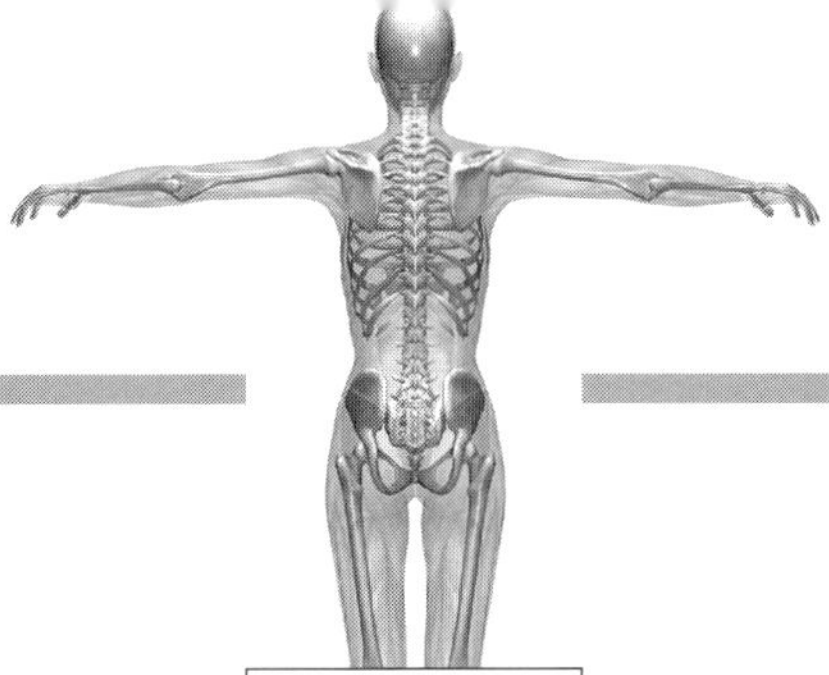

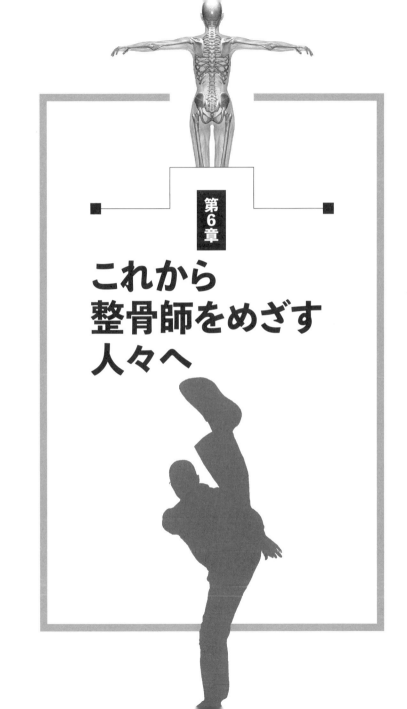

第6章

これから整骨師をめざす人々へ

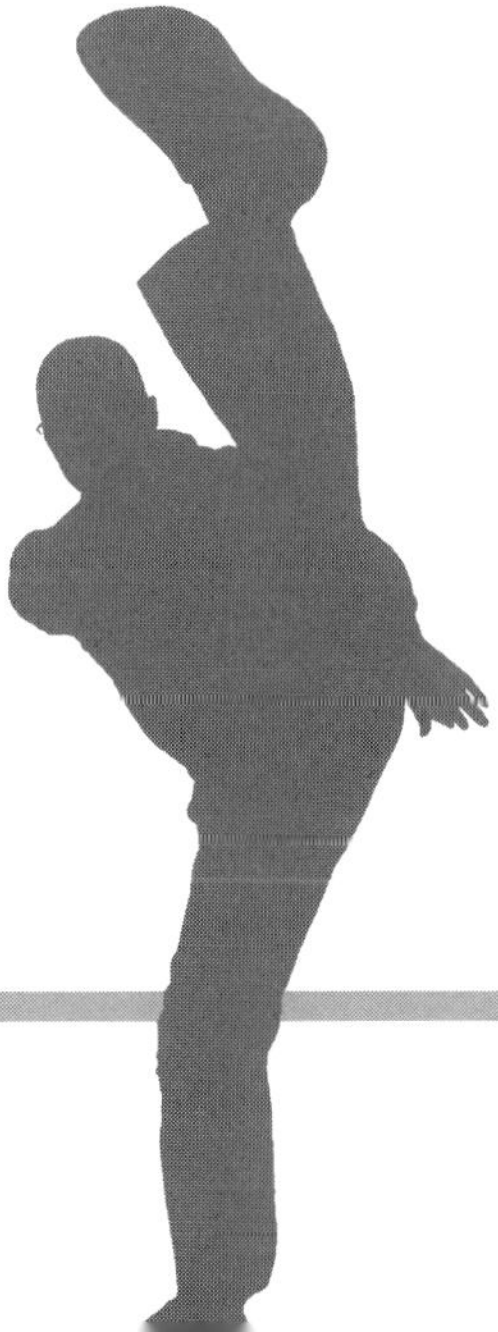

整骨師という仕事の魅力

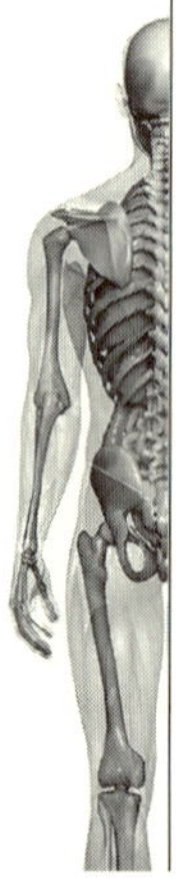

現在、オックスフォードにある私の施術院は、長男・ムサシ中村に任せ、私は日本とイギリスの間を往復する生活を続けています。長男の技術も高く、常に3週間以上の予約が入っています。施術家にとっては、このうえなく嬉しいことです。

まったく動けないほど激しい痛みをもった人を、短期間で痛みから解放してあげられることに喜びを感じているようです。施術家として働いても、成果があがらなければ意味がありません。整骨は成果ですべてが評価される世界なのです。

その競争を勝ち抜くための高度な骨格矯正術は、一朝一夕で身に付くものではありません。私は残りの人生を費やして、自分の技術を後世へ伝えていこうと考えています。

日本は言うまでもなく、イギリスをはじめヨーロッパの国々にも、自分の施術法を

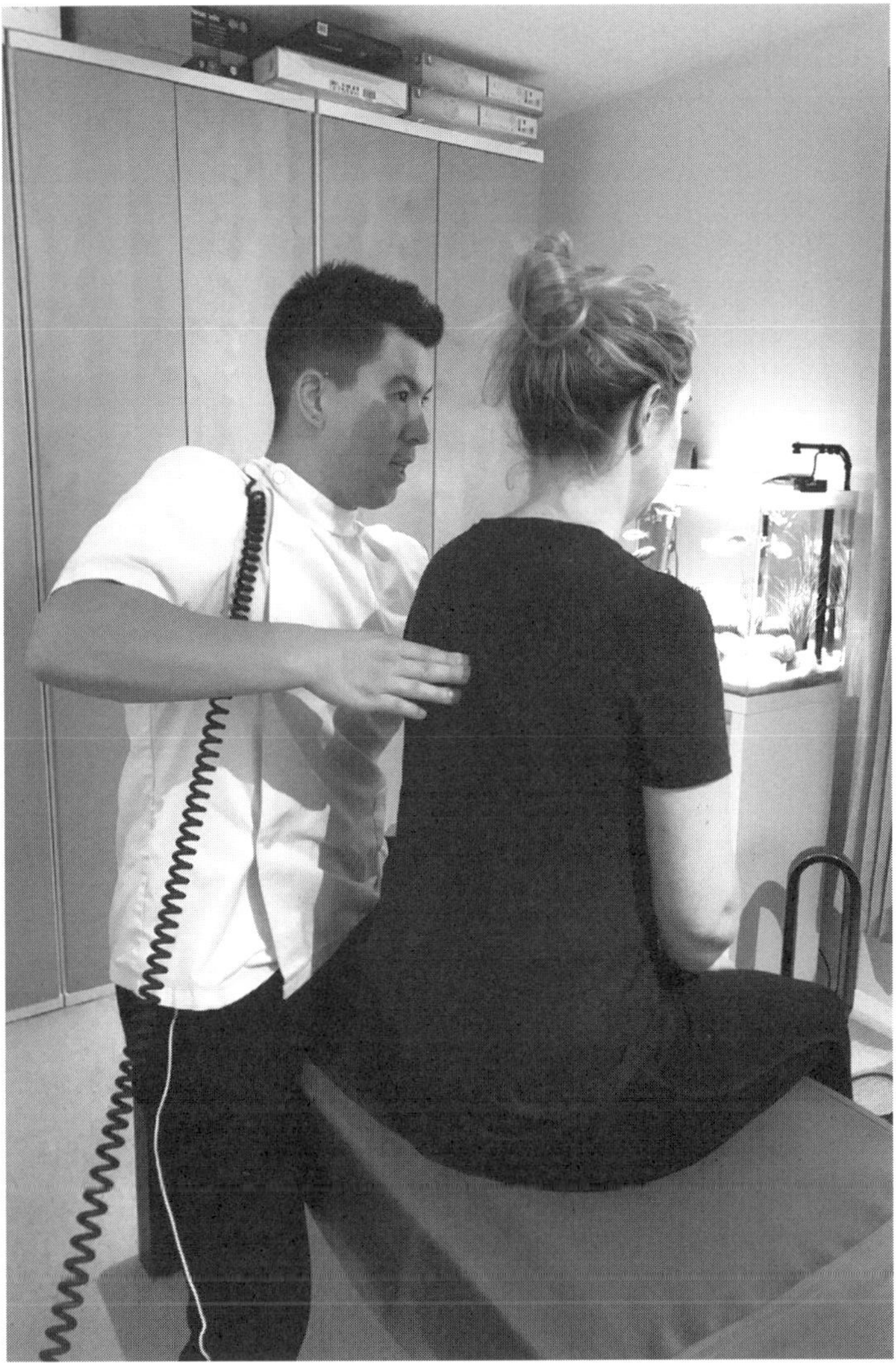

筋肉テストを行いながら、アキュスティムの振動で骨格矯正を行う著者の長男・ムサシ中村氏

普及したいと考えています。それが国際化の時代の常識です。

そういう意味で、これから施術家をめざす人には、できるだけ高い目標をもってほしいというのが私の希望です。私は20代の初めから極真空手の日本一をめざし、35歳からは骨格矯正技術の日本一をめざしました。めざすゴールをはっきりして、常に高い目標を設定してきました。

前章までは、患者さんの立場から必要な、骨格矯正に関する情報をお話ししてきましたが、本章では、その患者さんを支える立場の施術家をめざしている人たちへのメッセージをお伝えしたいと思います。

施術家という仕事は、昔に比べてずいぶんその応用範囲が広がっています。

昔は柔道家によるマッサージぐらいのイメージしかありませんでした。あまり社会的な評価が高い職業ではなかったのです。施術も極めて単純なものでした。はっきり言えば、按摩の延長です。

しかし、現在では施術家と言えば、骨格のバランスを整えることは言うまでもなく、運動選手の体調管理にも関わるようになっています。したがって、骨格や筋肉の適切な診断ができなければ、こうした重責を果たすこともできません。誰でもなれる仕事ではなくなっているのです。なによりも豊富な知識と技術が求められます。

たとえば、人間の体は栄養に大きく影響されるわけですから、栄養学を学ぶことが大切です。体に合う食べ物と合わない食べ物は、個人差があるわけですから、適切な食品を選ぶ力が必要です。また、サプリメントの品質にも差があるので、それを見極める知識も必要です。

特に運動選手のトレーナーをめざしている人は、栄養とサプリメントについての知識が不可欠になります。極論を言えば、栄養の知識が乏しいと、選手がドーピングの問題に巻き込まれることもあり得るわけです。

一方、クライアントの立場から言えば、能力の高い施術家とめぐり会うことができれば、健康管理が良くなります。がんなどの重病になれば、病院の世話にならざるを得ませんが、病を未然に防いで健康を維持するのは、むしろ施術家の仕事です。施術家は、健康管理に重要な役割を果たしているのです。

ところが、残念なことに、どんなに厚生制度が整った国でも、無料で整骨を受けられるシステムをつくっている国はほとんどありません。やはりどこの国の人も、自費で整体・整骨院へ通っています。初心者の方にとっては、整形外科の信頼度の方が高いのが実情なのです。

そのために、整骨師を養成するための公的な支援はほとんどありません。となれば整骨師をめざす人は、自分で道を探る必要があるのです。

そこで、ご参考までに、私の「修業」体験をご紹介しておきましょう。

自分で方法を探り出す大切さ

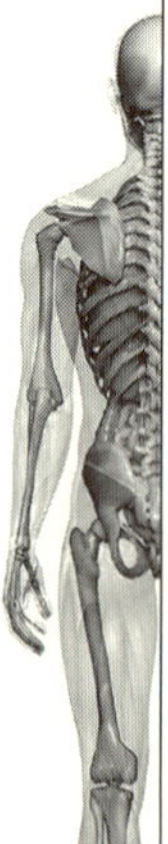

私は35歳のときに施術家になり、空手の経験を基礎にして、自分なりの施術法を開発しました。施術家になるための修業の時代は、

「なぜ患者さんが施術院を転々としなければならないのか」

と、いう問題を常に考えました。これは言葉を換えれば、なぜ苦しんでいる患者さんを、施術によって全員救えないのかという問いです。しかし、答えは出ませんでした。

そこで私は、答えを求めてあちこちの施術院へ足を運び、治療を受けながら、技術を吸収しました。いわばショッピングの感覚で、施術院を転々としたのです。

施術法の修得は、口で説明を受けたり、書籍を手がかりに頭に理論を叩き込んだりするだけでは十分でありません。自分が実際に施術を受けてみることが、なによりも大切になってきます。私は、いわば自分の体を実験材料にして、施術法を学びました。

それが最も合理的で、実際、私はそうして施術法を身に付けました。

しかし、どの施術院でも、施術家の直感で施術をやっているのが実情です。確かにそれで痛みが取れることもありますが、問題はすぐに痛みが再発することです。

治療効果の持続性がないので、再発するたびに、何度でも施術院に通わなければなりません。これは想像する以上に大変なことです。

たとえば、日曜日に施術を受けて痛みは緩和するが、金曜日か土曜日には痛みが再発する。するとまた日曜日に施術院へ行かなければならない。この繰り返しを余儀なくされている患者さんが、非常に多いわけです。

こんな状態は、完治したのではなく、癒された、あるいは楽になったにすぎません。そこで私がめざしたのが、1回か2回で完了する治療です。重症の人でも、5回ぐらいで治療を終え、あとは定期的に骨格のバランスを整えるだけで、健康が維持できる治療です。

施術院から施術院へ足を運んで修業

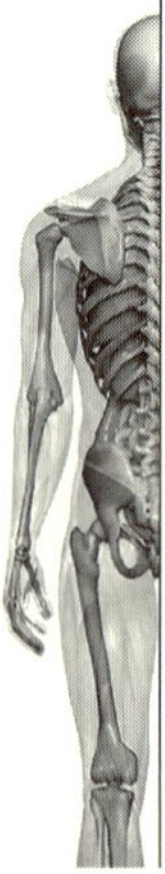

数ある日本の施術院のなかで、私にとって最も参考になったのは、『整体術教本』（健友館）などの著書もある井芹茂先生の施術院でした。井芹先生は現在、学校法人国際学院国際総合健康専門学校の理事長・校長を、また特定非営利活動法人国際康復療術協会の理事長をされています。

ちなみに、私も同校を修了しており、その修了資格である「康復療術師」の資格をもっています。最後の「付章」でご紹介する「図解・骨格と矯正術」は、現在、同校の教科書として使われている『康復医学教本――東洋リハビリテーション医学』に負うところ大で、井芹先生には感謝しております。

さて、私は１９８７年に、患者として井芹先生の施術を受けました。横浜市の金沢八景の近くにあり、当時は「国際療術学院」という看板を掲げていました。このときは、治療してもらうことが目的で先生を訪ねたのではなく、施術の方法を知りたいと思って足を運んだのです。講座も開いておられました。

新聞に先生の学院の広告が出ていたので、興味を惹かれたのです。当時はバブルの時代ですから、新聞広告を出すには安くても20万円か30万円ぐらいはかかりました。これだけ広告費を使って宣伝しているのだから、何か得るものがあるかも知れないという期待と好奇心に刺激され、訪ねてみたのです。

井芹先生が重視されていたのは、自然治癒力でした。整体によって自然治癒力を活性化して、健康回復や健康維持・増進を図るというのが、井芹先生の考え方です。後年、私は栄養を重視するようになったわけですが、その原点には井芹先生の考え方があるのです。

自分で施術をやっているうちに、井芹先生の方法が一番正しいことに気づいたのです。私自身がさまざまな治療を見てきたから、どの方法が最も効果的かを発見したのです。


私は鍼灸院にも通いました。いわゆる鍼治療です。東洋医学の代表的な分野で、鎮痛から麻酔まで、さまざまな分野で応用されています。

私が観察した限り、鍼の場合、効果が著しい人と、まったく効果がない人に分かれるようです。しかし、鍼と精度の高い骨格矯正を同時に施術した場合は、治療効果が5倍にも10倍にもなり得ます。

今にして言えることですが、鍼をやってから骨格の矯正をすると、施術の効果が高くなる傾向があります。鍼そのものの効果はあまり期待できない、というのが私の考えです。一時的に症状が良くなっても、すぐに再発するようです。

これは、痛みの根本的な原因が骨格のバランスが崩れていることから生じているので、骨格矯正をせずに鍼をやっても、一時的な「麻酔」の効果しかないことを意味しています。ですから、基本はやはり骨格矯正の方なのです。

ところで、私の治療法では、浸透圧を重視します。指圧に少し似ています。ただし、指圧よりも浸透圧が強いのが特徴です。

日本で普及している治療法では、あまり骨を動かしません。悪く言えば、按摩に近いものです。

ただ、それぞれの治療には、さまざまなメソッド、そしてそれぞれメリット・デメリットがあるので、良い治療法を身に付けたいと思うのであれば、多様な治療法を経験することです。専門学校を卒業するだけではなく、卒業後もさまざまな講座に参加して、技術や知識を身に付けることも大事でしょう。

私の場合、ヨーロッパで空手の指導を終えて、日本に帰ってきてからは、病院を含めて10ヵ所ぐらいの施術院へ通いました。その当時、筋肉反応テストをしてから骨格矯正の施術をしてくれる施術院はありませんでした。

このように、私は多くの施術家から技術を学ぶことで、自分の引き出しを増やしていったのです。その結果、多様な治療法の相乗効果を生かせるようになったのです。

施術法は自分の体で学ぶもの

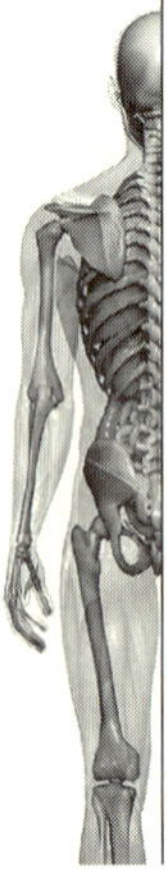

施術院を転々としたことで、私は骨のどの部分を整えれば、どの個所の痛みが治るかを発見しました。その結果、骨を矯正する順序もわかりました。それぞれの骨には便宜上の番号が付いていますが、1番から順番にやるわけではありません。正しい順序で施術を行えば、むち打ち症でも、1回か2回で治せるのです。

繰り返しになりますが、理論書から学ぶだけではダメで、実際に施術を受け、さらに自分でやってみて初めて治療法の良し悪しが納得できるものなのです。この原理を無視すると、一流の施術家にはなれません。

私が学んだような一部の先進的なところは除き、日本で普及している整体・整骨術は、人体を総合的な観点から見ない傾向があります。整体・整骨だけに特化して施術しているところが大半を占めます。

しかも、整体・整骨師の直感でやっているので、どんなに名人という評判をもつ人でも、7割の患者さんしか治すことができません。治らなかった残りの3割の人をどうするのかという問題が出てくるわけです。

なぜ、7割しか治らないのかと言えば、整体・整骨師が直感で、施術しているからです。ですから、まったく効果があがらない患者さんもいるわけです。整体・整骨師になるからには、治療を受けた患者さん全員を満足させる治療をめざすべきでしょうが、実際にはそうはなっていません。

私は直感ではなく、まず骨や筋肉を調べ、そのうえで施術を行います。治療の効果が表れない人は、別の原因があるはずです。ときには、整体・整骨師の手には負えないがんのような病気のこともあるのです。

また、もともと内臓が弱いとか、栄養が足りないとか、何か別の要因があることも多いのです。人体を総合的に見る姿勢で施術法を学ばない限り、治癒率7割の壁を超えることはできません。

整体・整骨師に治療の悩みが少なくなり、自信がつくと、整体・整骨がおもしろくなります。どこへ行っても治らなかった患者さんを治せたら、尊敬されます。整体・整骨師も患者さんも満足することができます。それが良好な人間関係を生むことは、言うまでもありません。

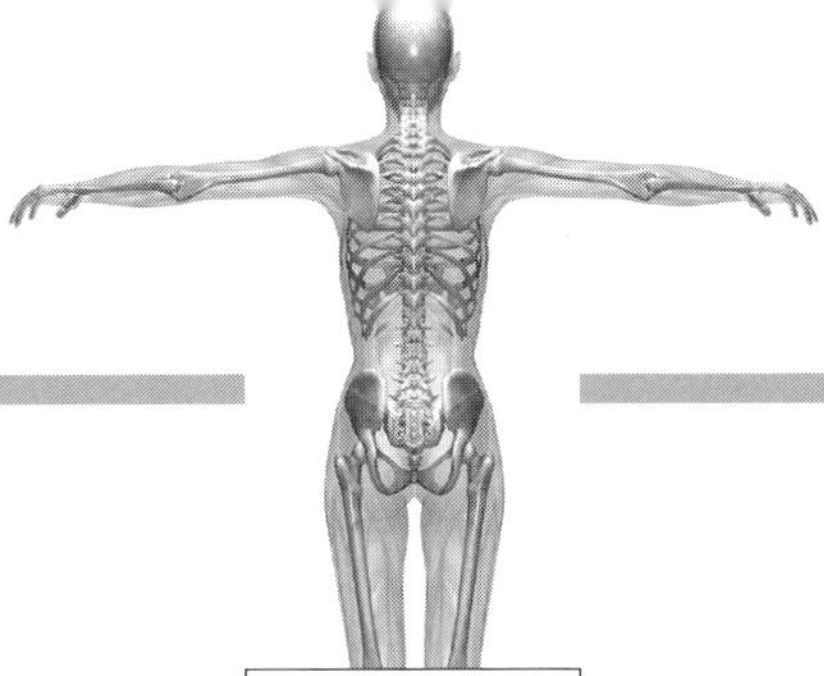

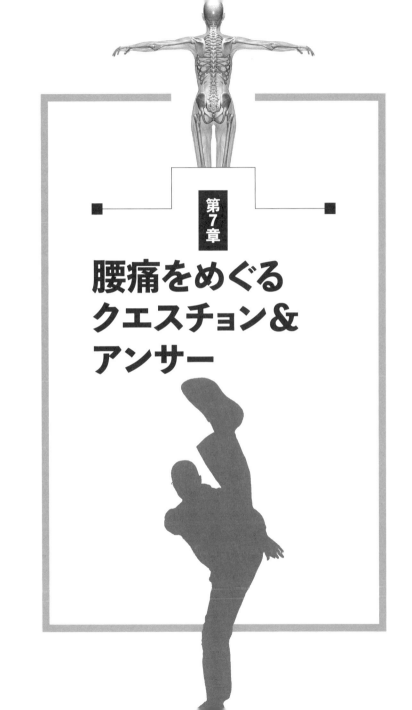

第7章

腰痛をめぐるクエスチョン&アンサー

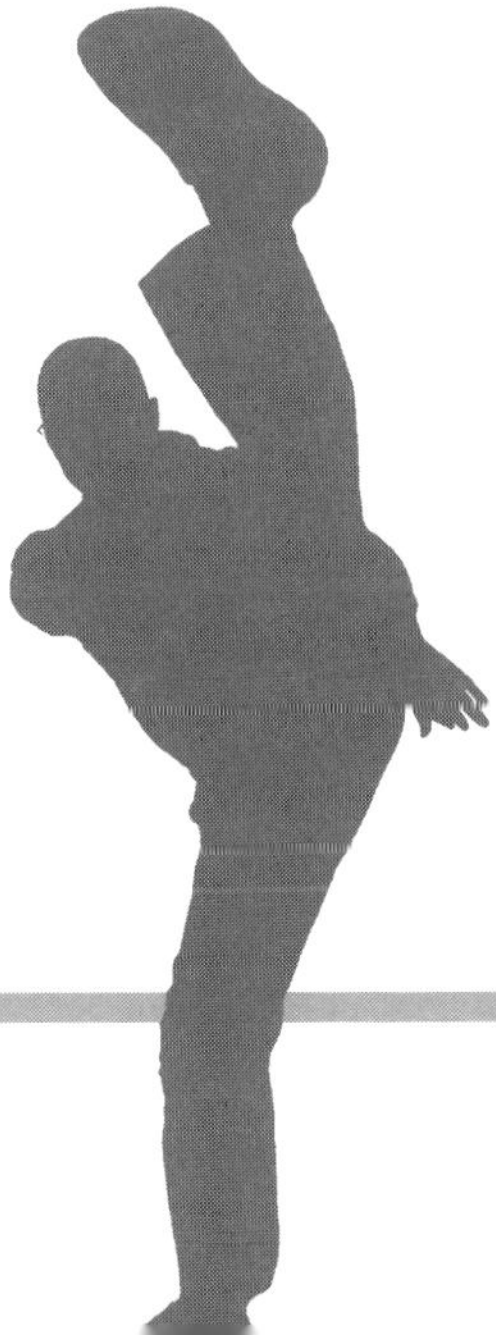

ここまでお読みいただいて、腰痛をはじめとする体の痛みに対するみなさんの理解も、だいぶ深まったのではないかと思います。

本章では、全体のまとめの意味も込めて、患者さんからよくいただくご質問にお答えしていこうと思います。

質問1　肩こりが強いと、いずれ腰痛になる可能性も高くなりますか？

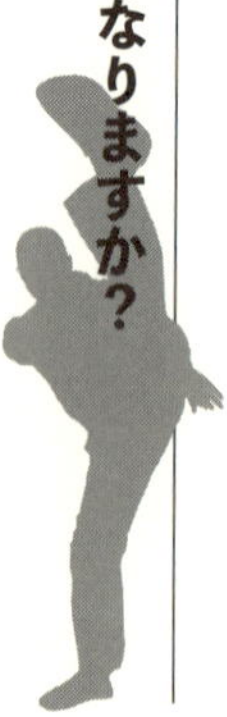

回　答：長期的にみると、その傾向があります。腰を完全に治療するためには、肩こりも治す必要があります。それにより腰の負担が軽減されます。肩こりは、頸椎骨、胸椎骨上部、鎖骨のバランスが悪くなることによって引き起こされるので、治療でこれらの骨のバランスを取る必要があります。放置しておくと、腰痛を併発するリスクが高くなります。

質問2 姿勢が悪いと言われることがよくありますが、骨格のバランスを崩す原因を教えてください。

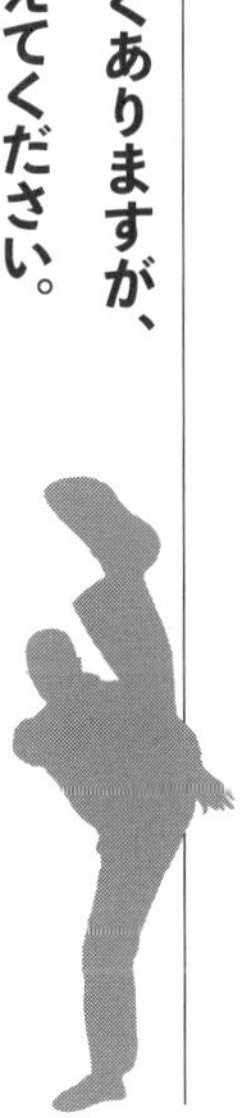

回答：まず、何が原因で姿勢が悪くなっているかを自覚する必要があります。たとえば、子どものころからゲームばかりして、運動が不足していなかったかとか、お菓子を食べ過ぎたり、炭酸飲料ばかりを飲んだりしていなかったかとか。さらに、インスタント食品を食べ過ぎて、腸内菌を崩していないかとか……。

高齢になっても煙草をたくさん吸っている人や血糖値の高い人も、骨格のバランスを崩しやすい傾向があります。さらに、クーラーの効いた部屋で一日中コンピュータを使っている人も、骨格のバランスを崩して、猫背になりやすいようです。

解決方法としては、両手親指を両鎖骨の内側に当て、肩をゆっくり大きく回すことです。特に湯上がりにこの運動をすると、効果があります。早く治したい人は、骨格矯正をお勧めします。

質問3　体が疲れると、腰や腰骨のあたりにだるさを覚えます。だるさを取り除く方法を教えてください。

回答：一般的に若い人がだるさを覚える場合の対策は、腰椎骨や仙骨のバランスを取ることです。それによって、だるさが解消します。マッサージで改善する人もいます。高齢でだるさが慢性的に続いている人は、頚椎骨、胸椎骨、腰椎骨のバランスを取ります。そして、内臓の代謝力を向上させると、かなりの効果を維持させることができます。ただ、高血圧や血糖値の高い人、それに喫煙歴が長い人は、治療に時間を要します。

質問4　妊娠中に腰痛が発生したら？

回答：頚椎骨、胸椎骨、腰椎骨のバランスを取ればすぐに改善します。腰部だけの治療では、急に体重が増えた妊婦さんにはあまり効果がありません。臨月に入ってからは、週に1回程度の優しい骨格矯正を勧めます。痛み止めは使わないことをお勧めします。

質問5 寒くなると腰が痛む頻度が多くなりますが、対処方法を教えてください。

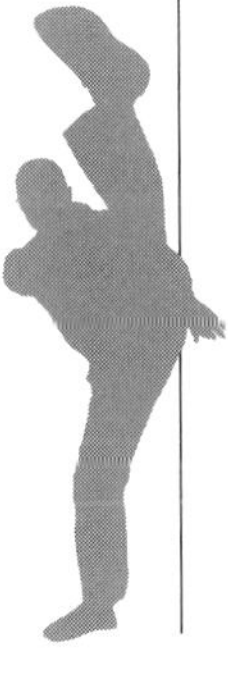

回答：腰痛もちの人は、局部的に良くない個所があり、そこが気温に左右されやすい傾向があります。また、季節によっても影響を受けます。大切なことは、体が不足している栄養を把握して、食事を改善することです。ビタミンやミネラルが不足していることが多いので、必要があればサプリメントを使いましょう。

ただし、ビタミンやミネラルのサプリメントにも上質なものと、あまり芳しくないものとがあります。したがって、特に安価なものは、期待外れに終わることが多いようです。また、高価なものでも体に合わないものもあります。さらに、体が必要としない栄養であれば、使っても無意味です。素人がサプリメントを選ぶのは容易ではありません。

高齢の方は、ＭＲＩ検査で椎間板を診ると、ヘルニアでなくても黒っぽく映っていることがあります。瑞々しさがなくなって、弾力性が衰えている証にほかなりません。治療には時間を要します。

質問6　膝・股関節、足関節に痛みやしびれがあります。腰が原因ですか？

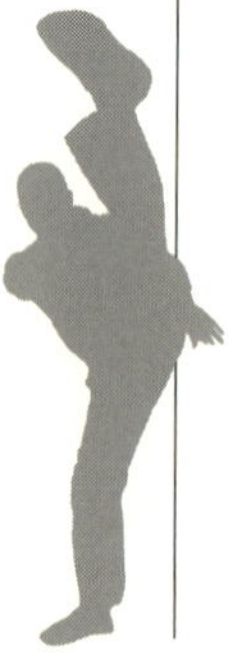

回答：リウマチなどの基礎疾患がなければ、腰が原因のこともあります。全身の筋肉テストをして、骨格矯正をすればかなり改善が見られます。

質問7　腰痛がありますが、筋トレをしても大丈夫でしょうか？

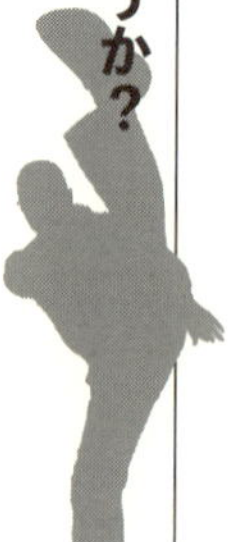

回答：普通の腰痛であれば、腰椎骨のバランスをとって痛みやだるさのない腰の状

態にして、それから徐々にストレッチをし、そのうえで筋トレを始めるべきです。

質問8 医師から、「筋力を付ければ腰痛は治る」と言われましたが……。

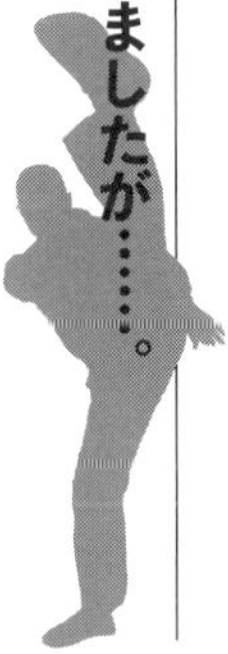

回　答：それは正しいとは言えません。骨の状態が悪いまま筋トレをすると、痛みやこりが増します。最初に骨格矯正する必要があります。

医師のなかにも骨格矯正ができる人がまれにはいますが、ほとんどの病院では牽引だけです。椎骨が正しい位置にあるかどうかを調べる筋肉テストはしてくれません。大半の医師は腰痛のメカニズムを、きちんと把握していないと思います。牽引のあと、逆に痛みを悪化させる人も少なくありません。腰痛や背痛やむち打ち症の状態を器械で牽引しても、すぐには真っ直ぐにはなりません。

鍼治療を併用している病院もまれにあります。しかし、まずは痛みや懲りの強い場所ばかりではなく、骨格全体のバランスを取ってから筋トレをすべきです。単純な痛みでは、温湿布やマッサージ、鍼なども効果的ですが、骨格全体の矯正を行うと、今後の腰痛対策になります。

質問9　急性腰痛症とぎっくり腰の違いは？

回答：同じです。急性腰痛症のなかに、椎間関節性・椎間板性・筋膜性があります。よく耳にするぎっくり腰は俗称です。

質問10　股関節、膝、足首などに痛みやしびれがある場合の解決方法は？

回答：腰や足関節に原因があると思われますが、筋肉反応テストをするとほぼ全容がわかります。慢性期間が長い場合は、腰ばかりではなく頸椎や胸椎のバランスを取ると治療効果が早く望めます。

質問11　腰の痛みはないですが、だるさを感じます。なぜですか？

回　答：腰椎骨のバランスが2ヵ所ずれています。もし3ヵ所ずれている場合は、かなり痛むはずです。腰椎1ヵ所のずれであれば、ほとんどだるさを感じません。大抵の人は、腰椎が1ヵ所ぐらいはずれています。これは約30年、患者さんを診てきた私の経験則による数です。

椎間板ヘルニアになっている人は、腰椎骨のずれが1ヵ所あるだけでも痛みが出やすくなります。膝や太腿に違和感をもつことも多いようです。まったく腰椎がずれていなくても、こうした症状が出ることもあります。

施術後に痛みが止まる人もいますが、無痛は長く続きません。椎間板ヘルニアになると、普通は経過を見て、年齢も考慮しながら手術するかどうかを決めます。

質問12　寝返りができにくいとき、頸椎・胸椎のどの骨格を修正すれば、再び寝返りをしやすくなりますか？

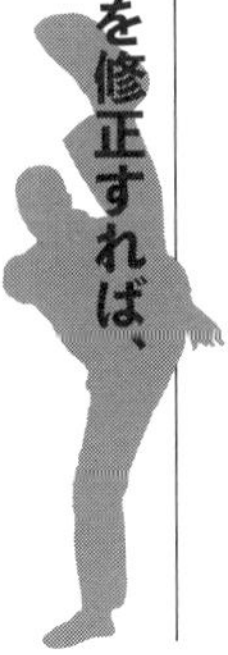

回答：主に頸椎4番、5番と胸椎1番、4番が影響を及ぼしますので、これらを矯正できれば、他の椎骨がずれていても、あまり寝返りに影響はありません。

質問13　腰痛のときは、どうすれば楽になりますか？

回答：入浴して温まり、湯冷めしないようにすることです。また、使い切りカイロなどの温湿布が効果的です。冷湿布する人もいますが、打撲のときは有効ですが、腰痛には逆効果になります。基本的に、打撲炎症には令湿布を、慢性痛やだるさには温湿布を使います。

質問14　腰痛を予防するためには、何に気をつけたらよいのでしょうか？

回答：ポイントになる点を、次に挙げてみましょう。

①スポーツの練習前には入念な準備運動をする。

②重い物を持つときは、丹田の近くで持ち運ぶ。
③複数の人と一緒に物を運んだりするときは、掛け声で気持ちを合わせる。
④体が冷えているときは、物を持たない。
⑤自分の筋力の限界を知る。
⑥体を斜めにして物を持つのを避ける。
⑦二日酔いのとき、内臓が疲れているときの作業は避ける。
⑧肩こりや首こり、腰のだるいとき、風邪気味のときは重い物を持たない。
⑨若いうちから骨格のバランスに興味を持ち、筋肉反応テストをできる人に体の仕組みを教えてもらう。
⑩特に頸椎1番から5番まで、胸椎1番から4番、そして鎖骨の位置を確認する。
⑪運動後に体を冷やさないようにして、寒く感じるようになる前から肌の露出を極力避ける。
⑫入浴の際は、少しぬるめのお湯に長く入ると、疲れが取れやすい。
⑬スポーツの場合、右利き、左利きの動きがあるが、片側の動きだけでなく反対側

の動きもストレッチとして取り入れるのが望ましい。

⑭スポーツの種類や年齢によっては、過剰にやることを避ける。

⑮人それぞれの年齢の限界を早く知ること。

⑯就寝時間を一定にするなど、規則正しい生活を送る。

⑰就寝中は首や肩を冷やさない。

⑱暑いときにも、温かいもの（少なくとも常温以上）を飲食する。

⑲姿勢を正しく保つことは大切（椎骨や鎖骨のバランスが取れている人は、意識しなくても正しい姿勢が保たれている）。

⑳代謝力を理解して、栄養に興味をもち、免疫力を高める。

㉑基本的に、口が好きな食べ物ではなく、胃腸が喜ぶ食材を選ぶ。

質問15　腰が痛いとき、腰痛体操に効果はありますか？

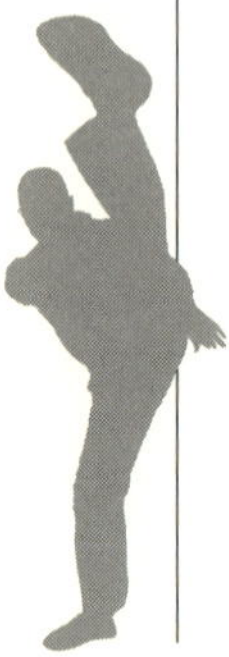

回答：頸椎骨や鎖骨のバランスがあまり乱れていない場合は、腰痛体操でも効果が

あります。逆に、頸椎骨や鎖骨のバランスが良くないときは、体操はあまり効果を期待できません。背中や腰などに大きな負担がかかることもあります。

質問16 腰椎の骨格バランスを取っても、痛みがすぐには解決しませんが？

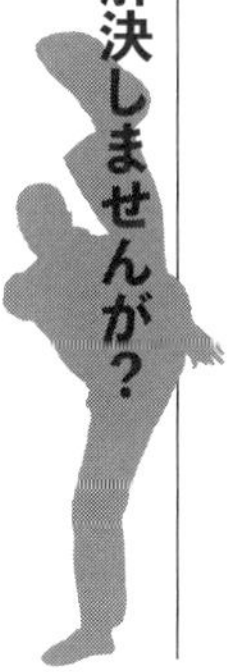

回答：長年、腰のだるさや腰痛を我慢してきた人は、椎骨と椎間板の間の終板というところが痛んでいる場合が多いです。終板は細菌感染している場合もあり、炎症によってアミロイドという物質が溜まって浮腫が生じると神経が圧迫され、腰椎が敏感になったりします。対策としては、栄養に気を配り、ビタミンやミネラルも取ってください。慢性腰痛対策としては、全身の骨格バランスの癖を把握して、矯正することが不可欠です。

質問17 ハイヒールは腰痛と関係ありますか？

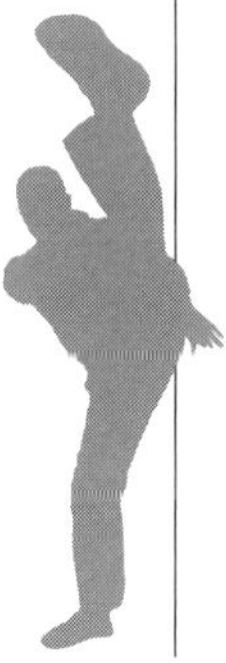

回答：率直に言ってあります。ハイヒールを長時間履いていると、爪先だけを使って底足や踵を使わないので、腰椎に負担となります。その結果、腰椎骨はもとより首椎骨のバランスにもかなり影響が出ます。

質問18　首と頸椎骨のバランスを取ったにもかかわらず、数日後、腰も軽くなったような気がしました。首と腰の関係を教えてください。

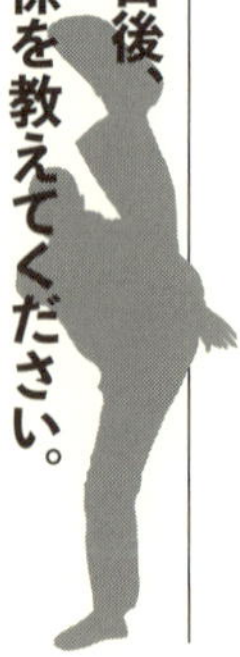

回答：頸椎骨4番は上顎を、頸椎骨5番は下顎を直接助けます。上顎と下顎の筋肉のストレスがなくなると、腰が軽くなったように感じます。

質問19　くしゃみと同時に腰痛になりました。なぜですか？

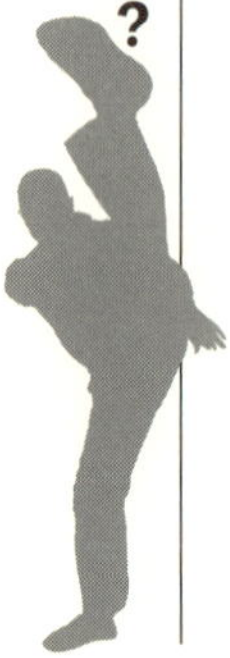

回答：私は30年にわたって、気管支炎や風邪、花粉症の方の骨格診断の統計を取ってきましたが、特に頸椎骨1番、4番、5番、胸椎骨1番、2番、3番、4番、9番、

11番がかなり高い確率でずれています。それが、腰痛発生にも深く関係しているようです。

質問20 腰や背中、首の特定のところからポキ・キコという音が出ますが、大丈夫ですか？　何か体に悪い影響がありますか？

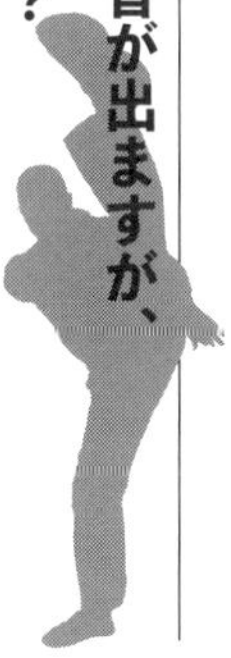

回答：音の出る付近の椎骨のバランスが、局部的に不安定な状態にあります。普通、ポキッと鳴ると何となく楽になることが多いものです。音のする場所前後の椎骨のバランスを矯正すると、ポキッという音は静まります。そして、楽に感じます。

質問21 腰痛防止のために腹筋運動を勧められましたが、どのくらいの頻度や回数を行えばいいでしょうか？

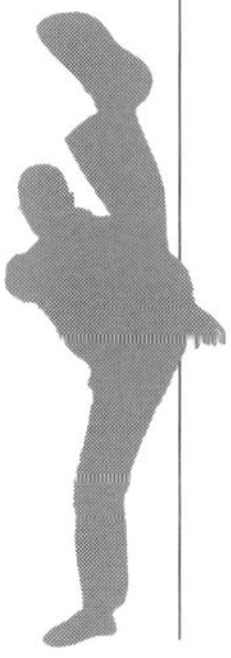

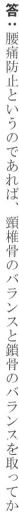

回答：腰痛防止というのであれば、頸椎骨のバランスと鎖骨のバランスを取ってか

ら腹筋をすると、非常に効果があります。回数は、無理がないように一日20回を2セットぐらいから始め、体力と年齢を考慮しながら増やしていくようにしてください。何かの競技力を向上させるのであれば、この回数では少な過ぎます。

質問22　頸椎骨、胸椎骨、腰椎骨の骨格矯正をしてから、鍼で内臓の疲れに対する刺激をしたところ、これまでになく体全体が快調になりました。なぜですか？

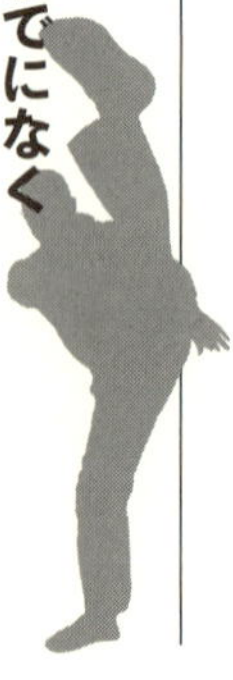

回答：骨格矯正をしたあとだと、体の経穴（ツボ）が解放されているので、鍼の効果が増します。鍼を打たないまでも、経穴に対しての指圧や浸透押圧刺激などでも、かなり相乗効果があります。

質問23　骨格矯正と経穴（ツボ）への刺激を併用した治療・施術は、どのくらいの頻度で行えばいいですか？

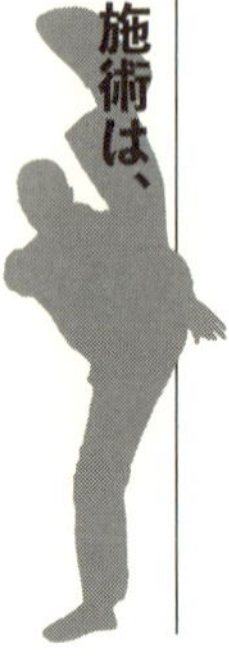

回　答：患者によって個人差があると思います。病歴や治療・施術歴にもよります。高齢になっても、なるべく化学薬品は避け、食事に気を使い、他人の世話にはならず、自分のことは自分でしたいという思いが強い人は、骨格矯正も怠りません。

健康管理は価値観の問題です。体をいつでもニュートラルにしていれば、小さな体の異変にも敏感に反応します。また、骨格調整を続けていると、椎間板の瑞々しさを保てるので、各関節の柔軟性にも好影響があります。

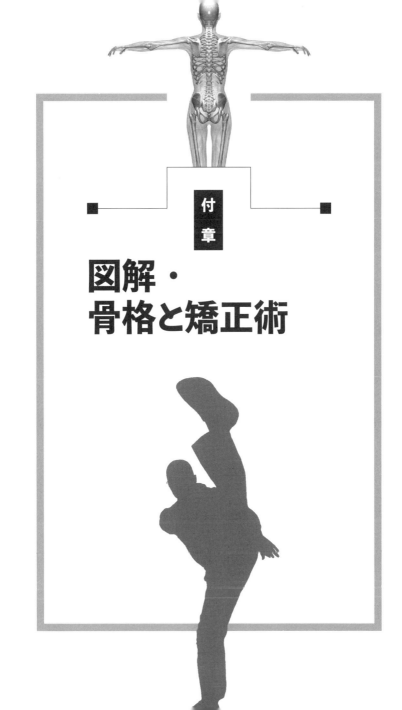

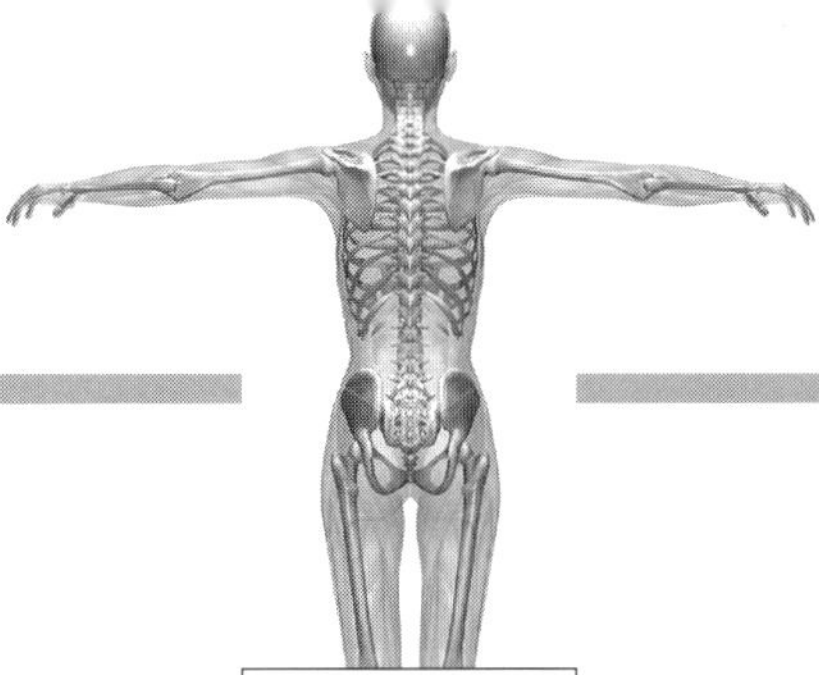

付章

図解・骨格と矯正術

脊椎変位と疾病の関係

本編でお話ししてきた通り、骨格のバランスを矯正することによって、多くの体の不調を取り除くことが可能です。ここでは、骨格と病気の関係をひとつにまとめてみました（162～163ページの図参照）。脊髄神経の皮膚に対する分布を知っておくことは、脊髄の損傷の診断をするうえで極めて重要です。

なお、この項目は、学校法人国際学院国際総合健康専門学校（井芹茂校長）が使用する『康復医学教本――東洋リハビリテーション医学』によります（表現を一部修正）。

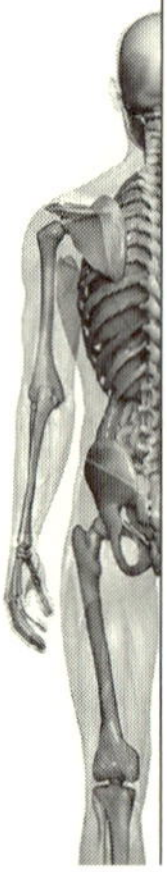

●脊椎の作用

・第1頸椎：左側は脳の活動を鼓舞させる。喜怒立腹等による食欲の減退（胃潰瘍）。右側は迷走神経、特に膵液の分泌を旺盛にして、膵臓ホルモンの関係で副交感的作用を消化器に及ぼす（糖尿病）。

・**第2頸椎**：頸筋の張力、右変位なら右側の頸筋、左変位なら左側の頸筋が硬い。右側が硬いときは、膵臓そのものの病気や、泌尿器を通して腎性、または生殖器の関係の寝違いである。左側が硬いときは、脳が泌尿器に参加したもので頭の疲労からである。寝違いは第2頸椎が変位していることが多い。

・**第3頸椎**：迷走神経の中枢で五臓に関係する。延随に直接連絡し、鼻粘膜に影響を与え、副腎皮質を介して迷走神経を助長する。左側に異常があると、肝臓、脾臓、腎臓、肺、胃の下部幽門部の異常や左側の鼻づまりという異常がある。右側に異常があると、胃の上部噴門部の異常や右側の鼻づまりとなる。

・**第4頸椎**：吸気中枢、シャックリ。左変位すると、横隔膜の関係からシャックリが出る。右変位は心臓に関係する。第4頸椎の変位は、顎関節、胸鎖関節、肩鎖関節、肘関節等、肘から上肘の関節に異常をきたす。

・**第5頸椎**：甲状腺中枢。変位を起こすと、甲状腺ホルモンの関係から、脳下垂体の前葉と生殖器や胃腸、肝臓の機能を低下させる。

・**第6頸椎**：呼吸中枢、迷走神経性のもので変位があるときは、声の出が悪くなったり、息切れがしたり、肺活量がなくなったりする。

・**第7頸椎**：血管、特に臓器の動脈系統の迷走神経をコントロールしているので、変位をしていると動脈硬化になる。

●胸椎の作用

・**第1胸椎**：椎骨動脈、脳動脈の中枢。第1胸椎を打ち込むと呼吸はしているが、人事不省になり、椎骨動脈と脳動脈に刺激を受けて気がつかなくなり、記憶力を喪失する。変位すると、S字状結腸部が硬くなり便秘症になるが、逆にS字状結腸に損傷が起こっても第1胸椎が変位する。女性は第1胸椎の異常から便秘になり、さらに動脈硬化、高血圧症になる者が多い。

・**第2胸椎**：筋肉痙攣中枢、血管運動。第2胸椎が変位している者はカルシウムが不足していて骨組みが細く、そのために痙攣を起こす。てん癇、中毒症からの小児痙攣等で痙攣を起こしているときは、瞳孔が散大している。

・第3胸椎：酸化中枢。第3胸椎が変位すると、体が酸化状態になり、炭水化物、甘い物の食べ過ぎ、夜ふかし、体の使いすぎは、体を酸化状態にさせるので、矯正をしてから、食物療法をさせると早くアルカローシスになる。

・第4胸椎：アレルギーの中枢。第4胸椎が変位すると、体がアルカローシス化しすぎてアレルギー体になり、種々のショックに弱くなり、心臓麻痺、頓死、ショック死などの恐れがある。

・第5胸椎：脳下垂体前葉の脊髄中枢。直接ではなく、脳下垂体の前葉を通して、副腎髄質ホルモンの関係から体に種々の作用を及ぼす。胃の幽門部、副腎、甲状腺、卵巣、乳房、睾丸等に現れる。また低血圧症、卵巣機能低下から肥満体の婦人、更年期症なども現れる。

・第6胸椎：発汗中枢、体の温度調節。右は膵臓ホルモン、何億という汗腺で寒暑の調節をとり、クーラーの役目を行っている。左は脳に関係し、精神状態を現わす。寒いのに汗をかいたり、嘘を言ったり、あがったりしても汗をかき、緊張の連続、精神的緊張、頭の使い過ぎ等を表す。

・第7胸椎：感覚中枢、しびれ病。第7胸椎は直接、副腎を通してホルモン臓器に影響する。右はしびれ病に関係あり、正座して足がしびれると、右側へ変位する。両足がしびれると、前方変位する。肥満体は第7胸椎の左側神経帯が過敏である。

・第8胸椎：赤血球中枢（赤血球の調節）。変位を放置すると、骨髄が早く老化して、手足の骨髄が赤血球をつくらなくなり、背骨の椎体だけに頼り、カルシウムが多くなって膠質がなくなる。成長期には手足が温かく、病人や老人が冷たいのはこのためである。血行促進、老人の冷性、老化防止。

・第9胸椎：筋肉中枢、エネルギー支配中枢（左＝脳神経衰弱、右＝筋肉）。筋肉活動、脳活動のエネルギーの補給の役目をしている。エネルギーが消耗されて補給されないと、筋肉が硬くなって動きを制限し、脳が疲れる。エネルギーの不調による筋肉の病気、エネルギーの不足した神経衰弱等は、ここで調節することができる。エネルギー中枢は、副腎皮質を刺激することによってエネルギーが出る。緊張をとると熟睡する。

・**第10胸椎**：脊髄機能の調節。変位すると脊髄機能が低下するか、あるいは興奮するという状態になる。第10胸椎は脊髄神経の調子をとっているだけでなく、腰筋をゆるめる作用がある。

・**第11胸椎**：白血球中枢。第11胸椎をより良い状態にしておくと白血球を多くつくり、細菌に対する低抗力をつける。左脾臓、右副腎皮質。

・**第12胸椎**：生殖器の器質、機能をコントロールする。

●腰椎の作用

・**第1腰椎**：性の持続力、勃起中枢、夢の中枢。第1腰椎を整えると、頭の疲れをとり、寝付きの悪い者はよく眠れるようになり、寝起きが爽快で、夢を見なくなり深い眠りに入るから睡眠中にエネルギーが蓄積され、精力旺盛になる。

・**第2腰椎**：性ホルモン中枢。

・**第３腰椎**：腸の中枢。腸を刺激することにより、脳下垂体の前葉に作用を及ぼす。第３腰椎を整えると、卵巣、睾丸の栄養状態が良くなる。
・**第４腰椎**：骨盤の姿勢をコントロールする。
・**第５腰椎**：生殖器の運動、坐骨神経痛。生殖器のアンバランスが座骨神経痛を起こすことが多い。子宮痙攣は第５腰椎の棘突起の上を静圧すると子宮が拡張する。第５腰椎からのものは、生殖器の律動運動の乱れから足に異常が起こる。

●仙椎の作用

・**第１仙椎**：水分中枢。
・**第２仙椎**：汚血中枢、月経調節。皮膚に作用、ヒスタミン、ホルモンの関係から副交感神経的に作用する。
・**第３仙椎**：副交感神経、背筋力や背骨力が弱まり、頭がぼける。
・**第４仙椎**：膣の中枢、男性は尿道の中枢。

・第5仙椎：肛門周囲の括約筋をコントロールしている。これが変位すると肛門の力がなくなるだけでなく、腰の力が抜ける。

●尾椎の作用

脳の知覚中枢。体のどこかに麻痺がある時は、尾骨の先に少し触れても悲鳴をあげるほど過敏である。肛門の中へ指を入れ、上から圧迫すると、また尾骨に指を添えて第6胸椎を軽く叩打すると、尾骨は伸びる。脳性麻痺の場合は、第9胸椎を叩打すると伸びる。

〈注意〉

脊髄から両脇へ31対の脊髄神経が出ており、頸神経8対、胸神経12対、腰神経5対、仙骨神経5対、尾骨神経1対が区別される。第1頸神経は後頭骨と第1頸椎の間から、第8頸神経は第7頸椎と第1胸椎の間から出る。以下の神経は同名同番号の脊椎の下から出る。したがって、頸椎の数（7個）と頸神経の数（8対）だけが食い違っている。

骨格調整応用早見表

外耳炎、内耳炎、視聴障害、網膜炎、近視眼、眼球突出、口内炎、扁桃腺炎(腎臓)、半面の頭痛、顔面神経(痙攣)、健忘症

中耳炎、耳鳴、結膜炎、白内障、斜視、歯痛、失語症、耳下線炎、めまい、顔面神経麻痺、癲癇、三叉神経痛

―― ①②③④ ――

前額部の頭痛(亜脱臼) ③

脳充血、不良児、吃音／難聴、唖(食違) ③④

嗄声 ⑤⑥

上肢の神経痛、腕神経麻痺／上肢の痙攣、壊疽、水虫／霜やけ／上肢指先屈曲不能 ④⑤⑥⑦❶

全身不随、下半身麻痺／半身麻痺／この中枢より以下の炎症は左右の湾曲を必ず矯正 ⑦❶

咳の出る人、百日咳、喘息 ❷

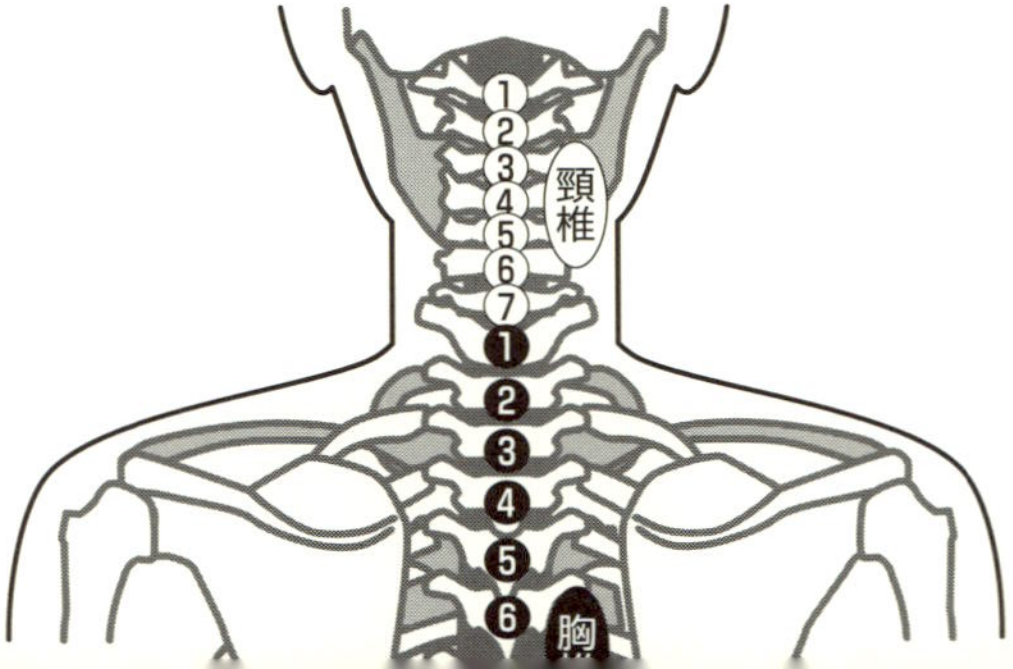

①②③ 蓄膿症、鼻カタル、肥厚性鼻炎／臭覚不能、偏頭痛

①②③④⑤⑥⑦ 不眠症、神経衰弱／知覚障害、食道炎／頸椎カリエス／中風(胸二、三、十一、十二、一方の湾曲)／脳充血

⑥⑦ 寝違い

❷❸❹❺❻ 呼吸困難、気管支カタル／肺炎、肺浸潤、肺結核／胸膜炎、乳房炎

胃弱、胃痛、（特に五六の食違より）胃潰瘍（一方の大きな湾曲）　5 6 7

さむけの中枢（右湾曲）　7 8 9

小腸の中枢　⑫ ①

分娩、排尿、排便　②

大腿の外側の神経痛　① ②

大腿中枢、下痢　③

月経痛（一方の湾曲）　④ ⑤

座骨神経　③ ④ ⑤

急性腰痛症、ギックリ腰　⑤
産褥熱　1

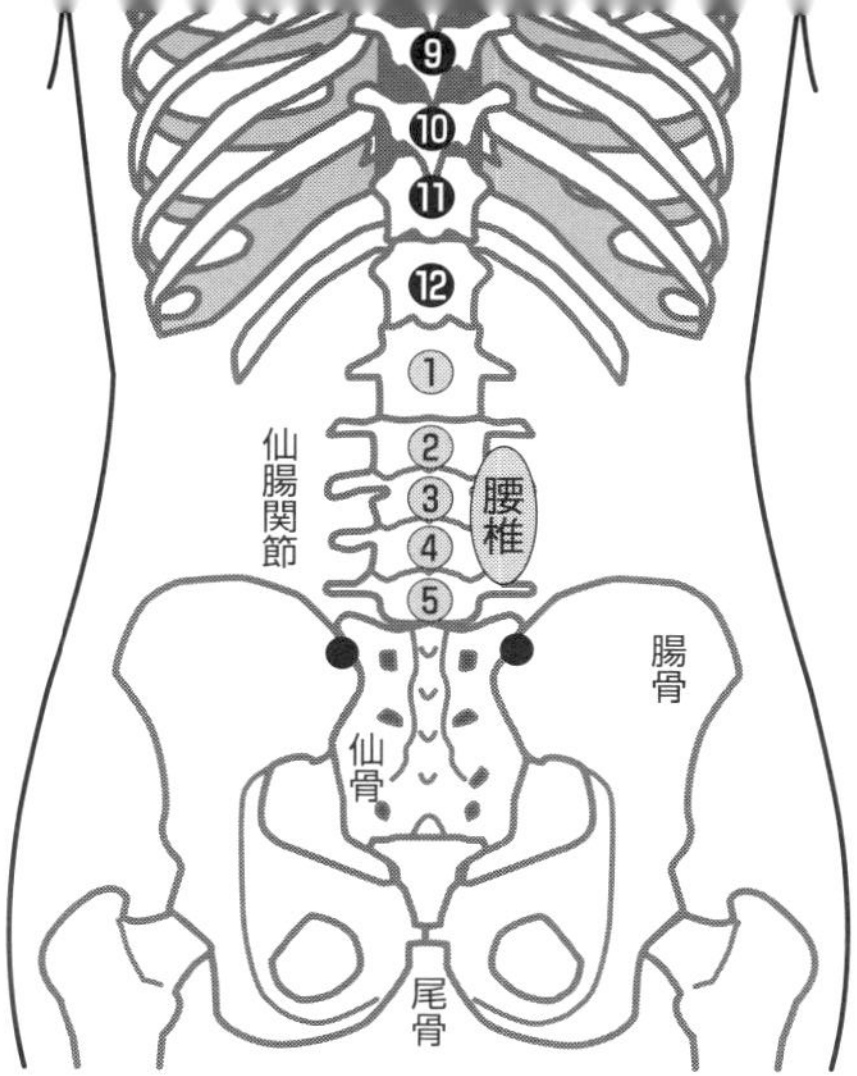

8 9 10
右　胆石（胃痙攣）
　　ヒステリー、癇しゃく
　　糖尿病（腎臓膵臓）
左　膵臓の中枢（熱性病）

11 12　腎臓病、腎盂炎、腎臓結核
心臓弁膜症、全身水腫
腹水病、腹膜炎、排尿困難
尿減少、血尿、皮膚発疹
湿疹、神経痛（腰痛）、リウマチ
動脈硬化症、中風、卵巣
精巣、月経不調

2 3　寝小便、尿失禁、膀胱カタル
膀胱炎、膀胱結石
虫垂炎（右湾曲の場合）

4 5 ①　下肢の関節炎
下肢の痙攣、捻挫
便秘（S字型の湾曲）

2 3 4 5　痔瘻、痔核、脱肛
切痔、肛門周囲炎
（一方の湾曲）

2 3 4　子宮後屈、不妊症
発育不全（一方の湾曲）
子宮カタル　尿道炎

腹の部の操作

右直腹筋を弛めると………胃病、糖尿病によし
尿管を刺激すると………腎臓病、尿減少、全身水腫によし
下腹部の子宮膜を両拇指にて鋭く刺激すること数回………子宮内膜炎が軽快する
横腹筋をゆるめると………乗物に酔うのが全治

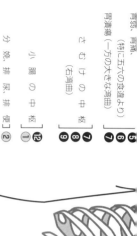

背骨の異常による病気の具体例

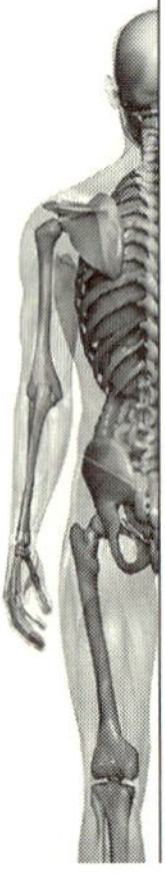

前項では、背骨の変位と疾病の関係をまとめてみましたが、本項では図を使って、具体的な症例を見ていきたいと思います。

ただ、注意していただきたいのは、たとえば幼児期から歪み始めている椎骨変位などに対する施術です。場合によっては、整形外科で手術が必要なケースもあり得ます。とくに脊椎カリエスなどは、整形外科医でも悩む手術です。

したがって、骨格矯正などの施術によって「治る」というよりは、「いまよりは良い状態にする」という感覚で捉えていただいたほうがいいでしょう。

こうした点を踏まえたうえで、個々の症例についてお話ししていくことにしましょう。

頸椎の位置と胸椎の位置

首のこり、肩こりの診断で、
椎骨鎖骨の位置がはっきり
わかり、説明がつく。

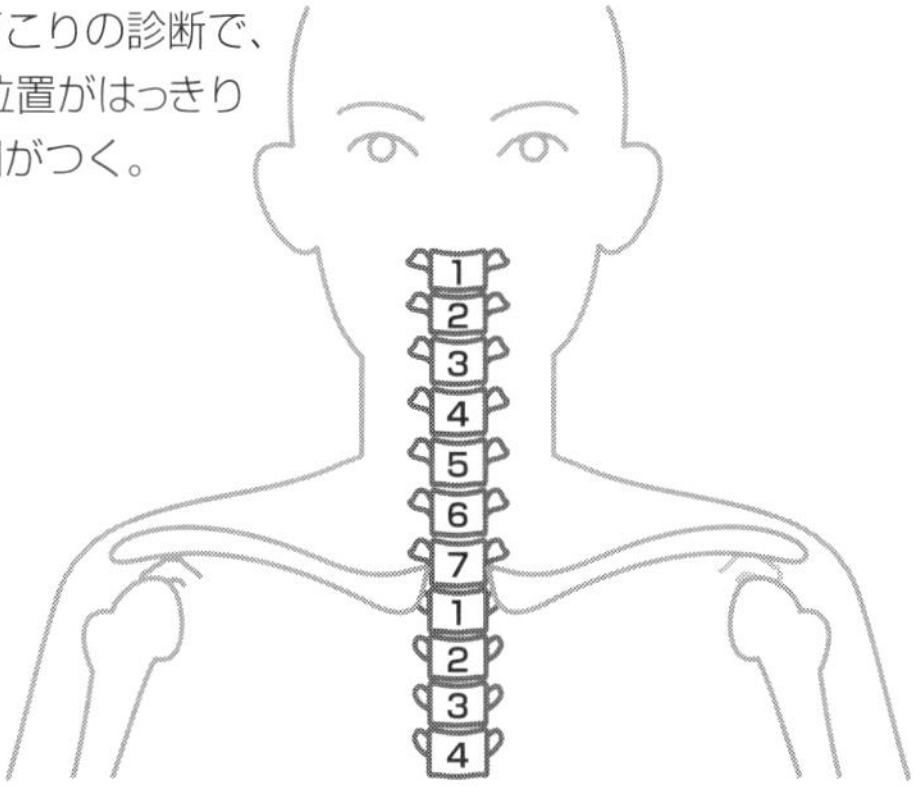

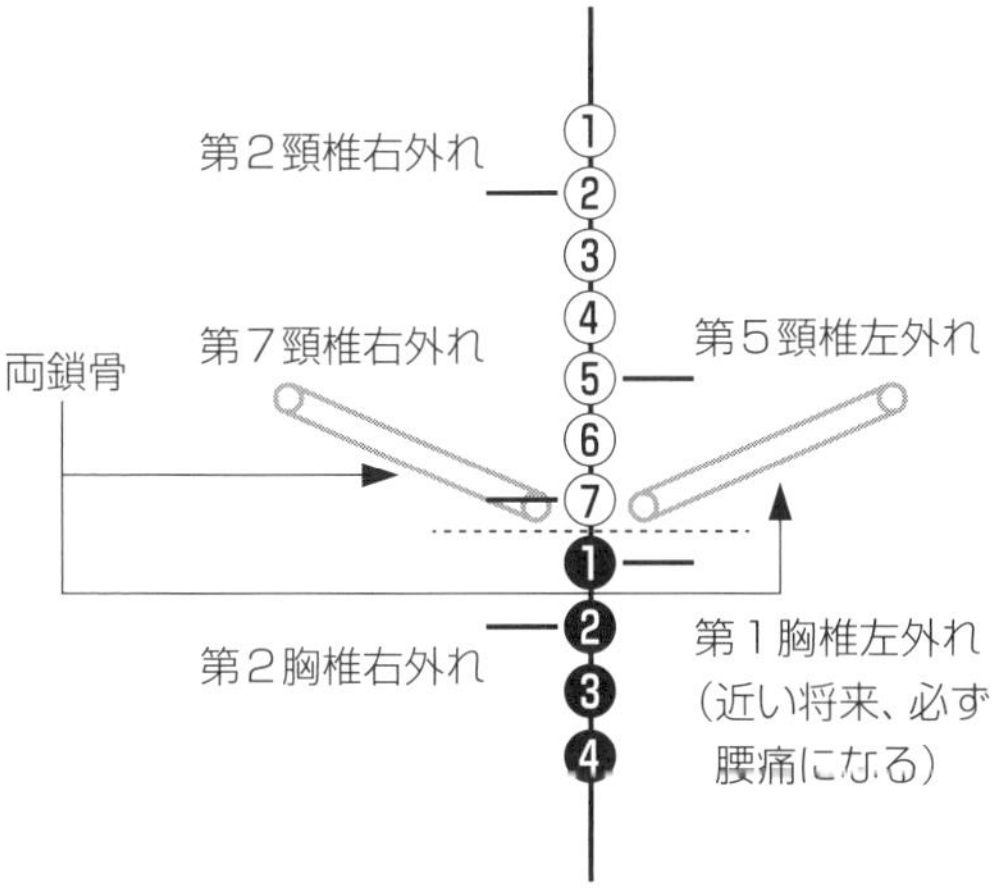

①このバランスでは左右の肩こりが激しい
②呼吸が少し浅く、猫背になる
③頭痛は少しあるがあまり目立たない程度

左肩のこりが強い状態で、右肩のこりはなし

（背中側から診たポイント）

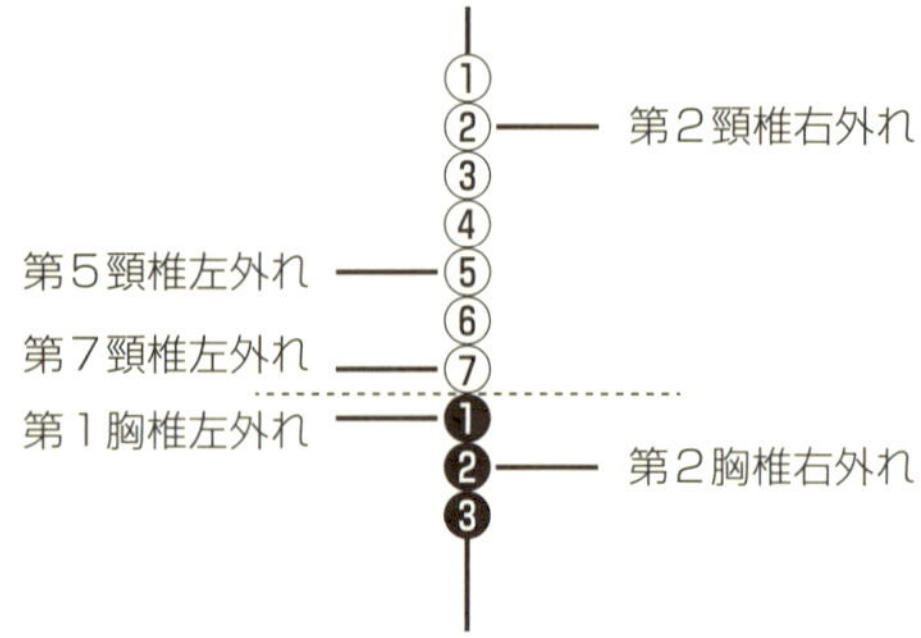

①食欲のない状態
②呼吸が浅く、深呼吸しづらい
③呼吸をしたい状態
④自動車、自転車、バイク運転が危険
⑤むち打症で食欲なし、下痢気味
⑥腰痛を起こしやすい
⑦精神的にも不安になる

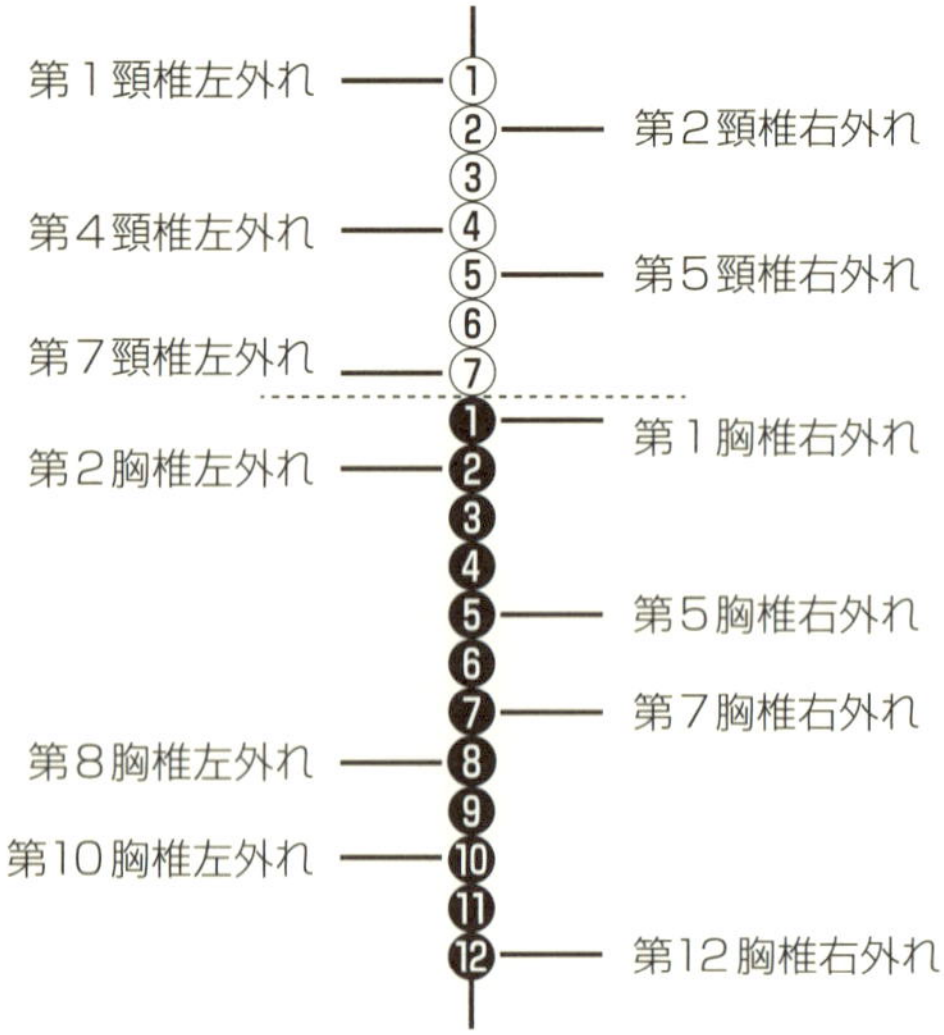

頭痛　眼精疲労と肩こり

（背中側から診たポイント）

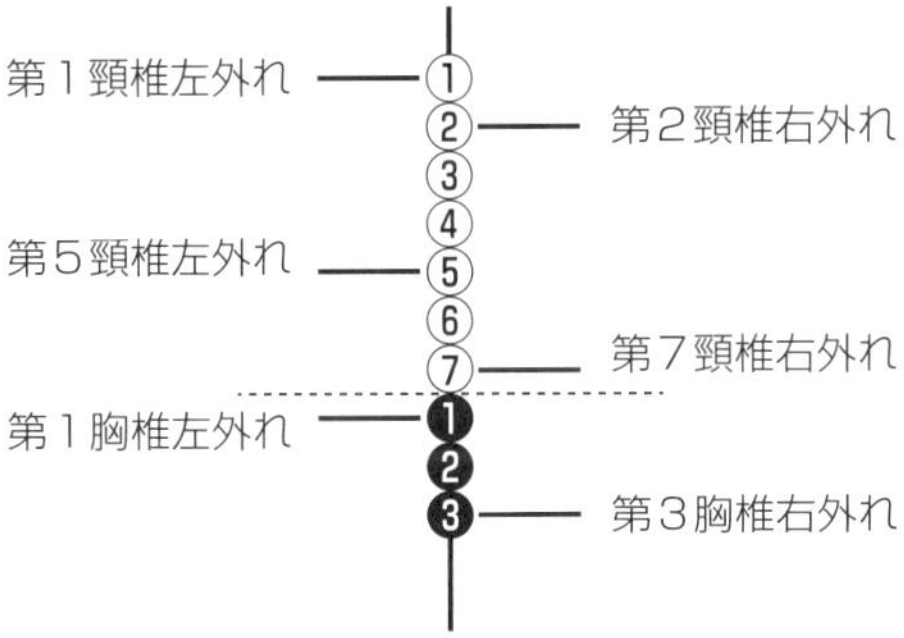

①体の冷えが気になる
②頭痛はいまのところ少ない
③食欲はまったくない
④姿勢が右側に傾き自動車運転が危険
（むち打ち症の場合は、時間を経て腰痛や肩こり、左わき腹の痛みなども発症する。頭痛は少ない）

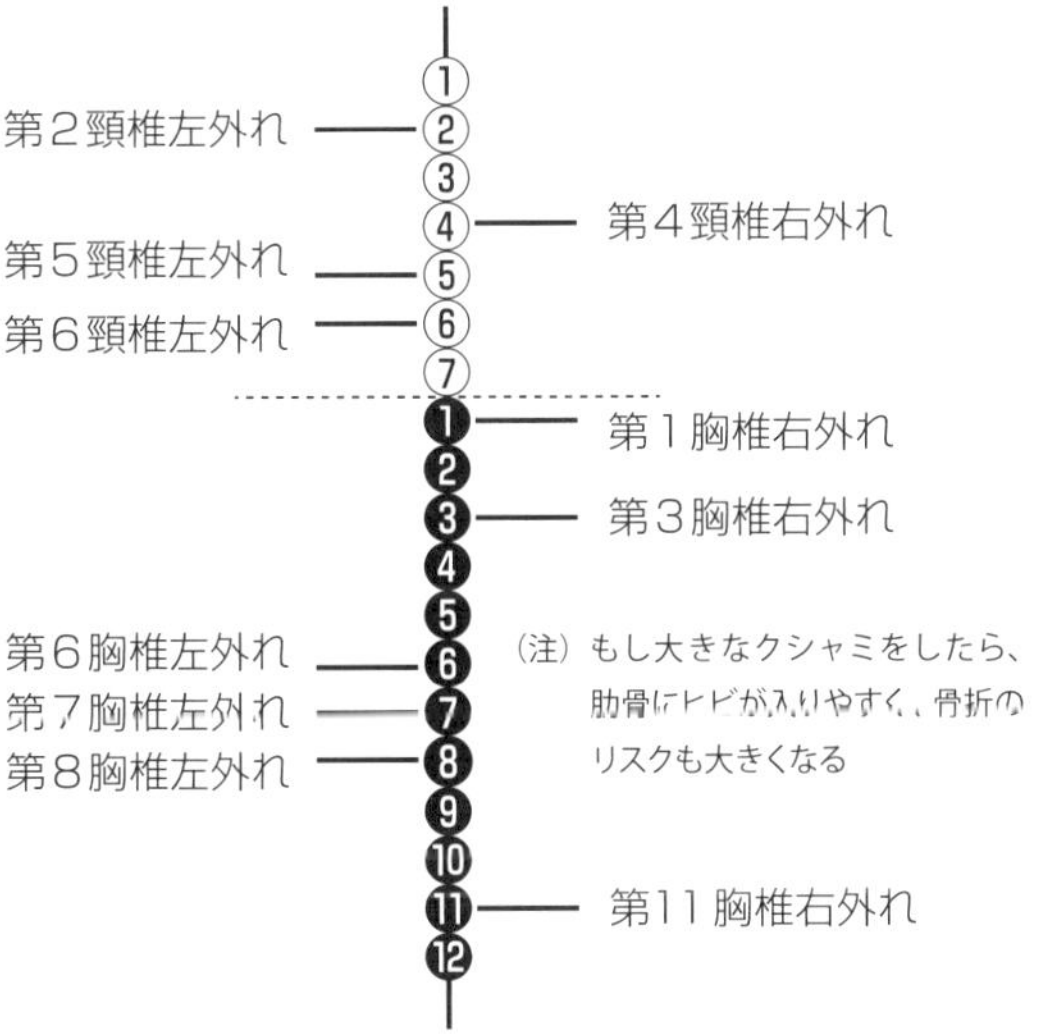

鎖骨の内側の両方がずれている場合

（背中側から診たポイント）

左肩痛がひどく、腕相撲がまったく不可能になる。左手の中指、薬指、小指の力がなく、極端に握力が低下し、呼吸が浅く感じられる

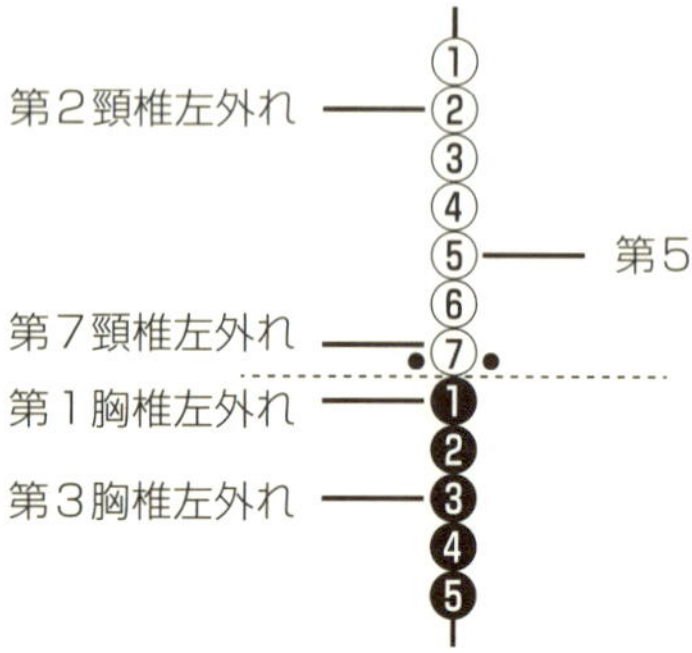

頭痛はないが胃もたれ、または胃病がある場合。食欲はなく、深呼吸をすると心臓の右側周辺が痛む。そのため心臓の病気と勘違いすることも多々ある。経穴、つまり人体のツボとの併用治療で相乗効果を生む。痛風治療にも効果大

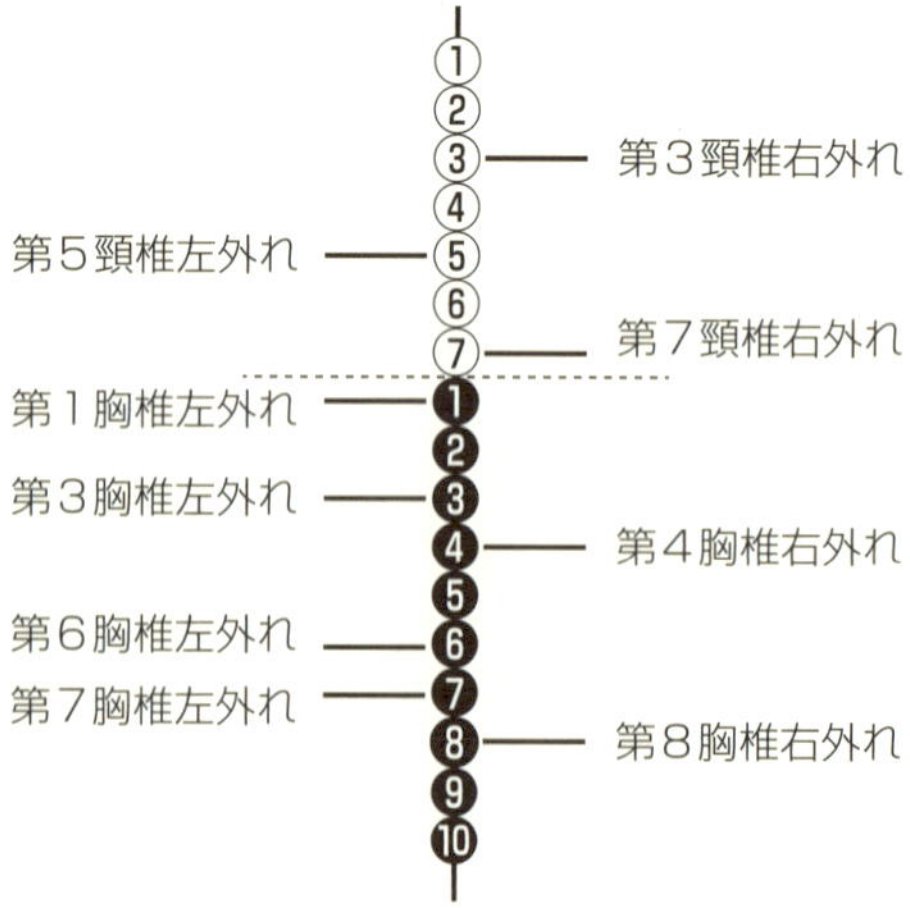

施 術後呼吸が浅いことに気づいた場合

（背中側から診たポイント）

右肩、鎖骨の内側がずれている場合、右腕と肘に痛みがあって、左腕を真っ直ぐにできにくくなる。左手小指にバネ指といわれるような症状も出やすく、長い間放っておくと、左薬指や小指などにしびれが現れ、頭が前に垂れる

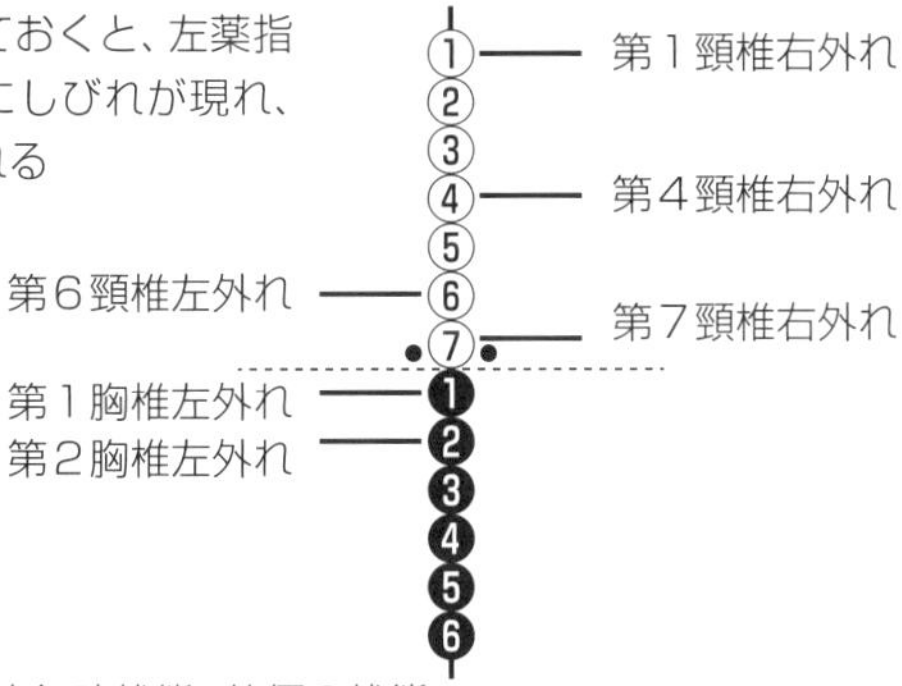

①下痢気味状態、軟便の状態
②風邪などに感染しやすい状態になり、非常に治りにくい
②心臓の脈に乱れが生じ、ほぼ全身の経穴に痛みを感じる

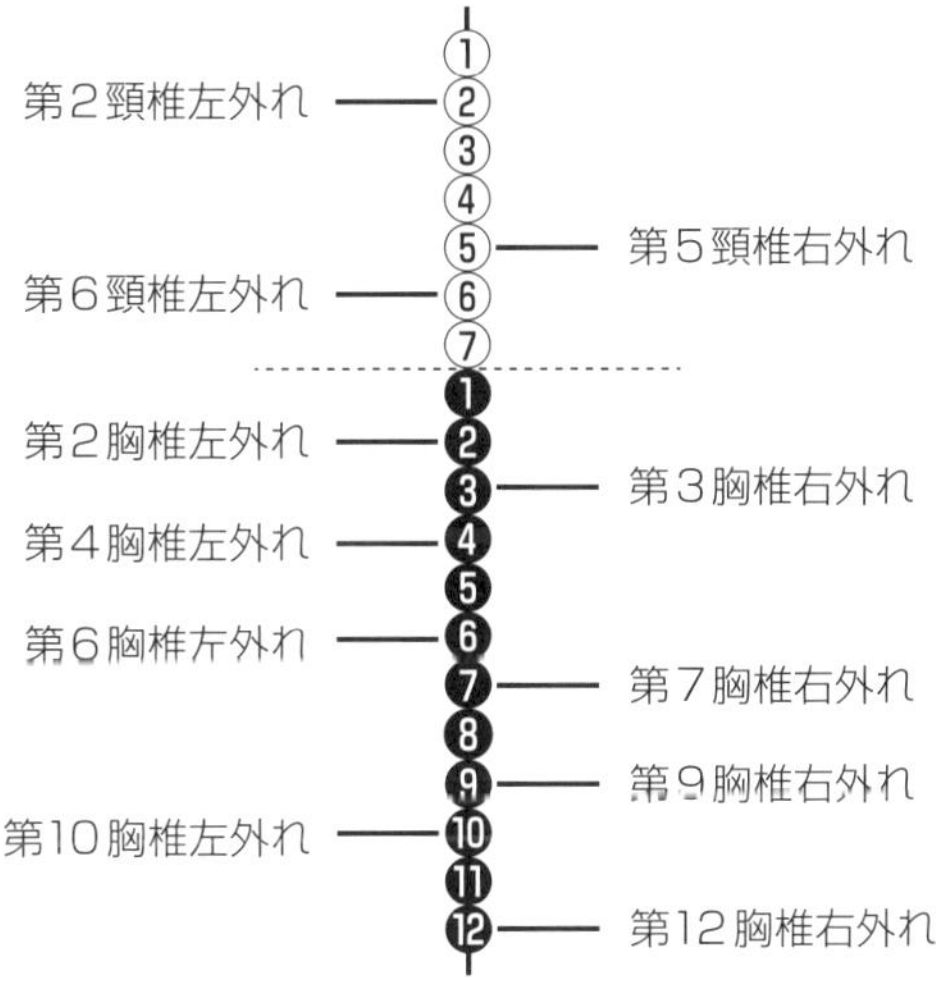

腰痛で全身に痛み

（背中側から診たポイント）

かなりの疲労で食欲がない。強い痛みがあり呼吸も浅く、軟便または下痢気味。首や肩が硬く、寝返りも多くなる。うつ伏せの状態で、仰向け寝は不可能

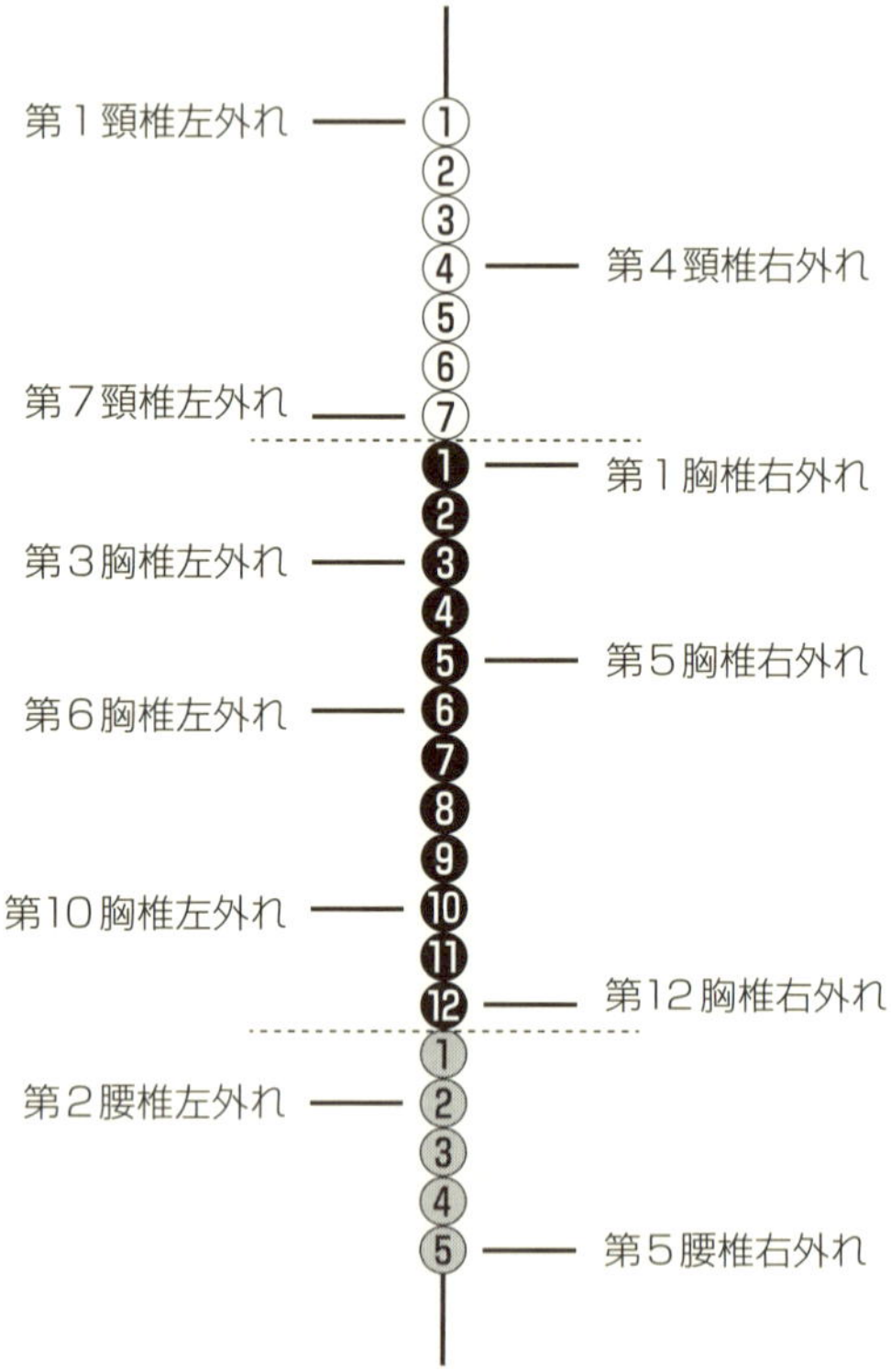

（注）頸椎の1番・2番・4番・5番のずれの場合は、腰椎が仮に2ヵ所のずれであっても痛みが大きい。頸椎がずれていない場合では、腰椎が2ヵ所ずれていても、少しのしこりのみで、不安定感までは感じない。ただし、椎間板ヘルニアの場合は別

右 腰の痛みが激しく右足を伸ばせない

（背中側から診たポイント）

肩こり、胃もたれ、頭痛、右の腰部に激痛があり、痛み止めも効かない。腰痛は経験したことのない最上級の痛み

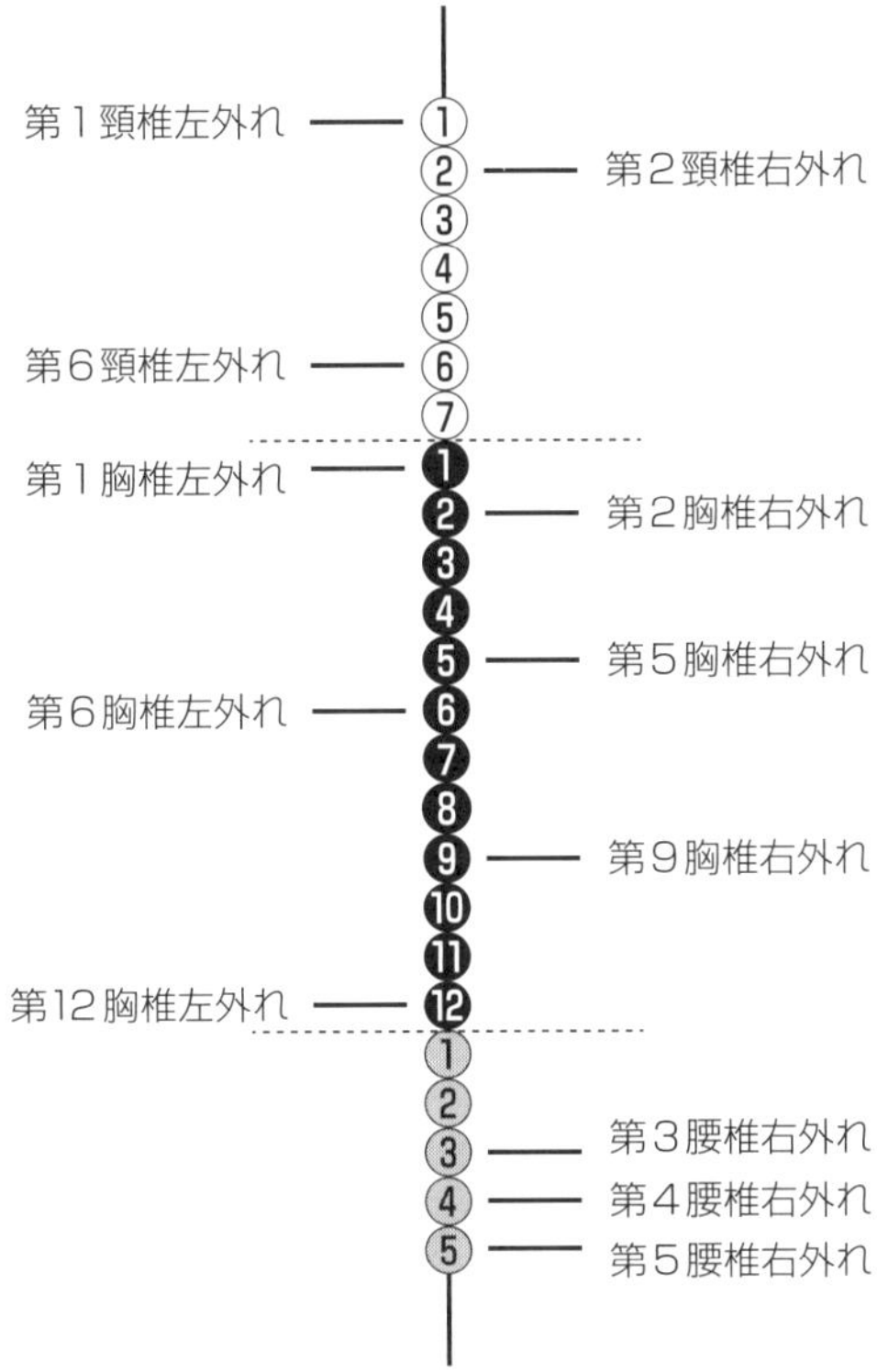

（注）同じ側に椎骨３ヵ所が続けて外れた場合、痛み止めもまったく効かない激痛が走る。腰痛問題で、腰椎４ヵ所が左右にずれていた患者さんを診たことがあるが、脚にまったく力が入らないほどの激痛を訴えた

写真で見る施術法の具体例

次に、私の主な施術法を、写真でご覧いただきたいと思います。具体的にイメージしていただけるのではないかと思います。

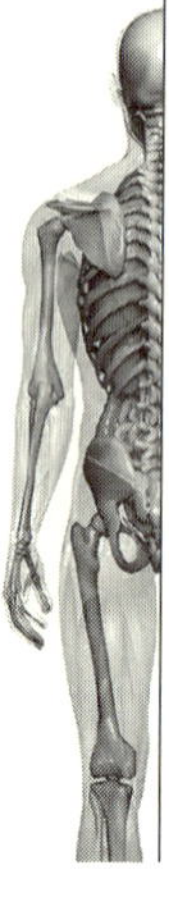

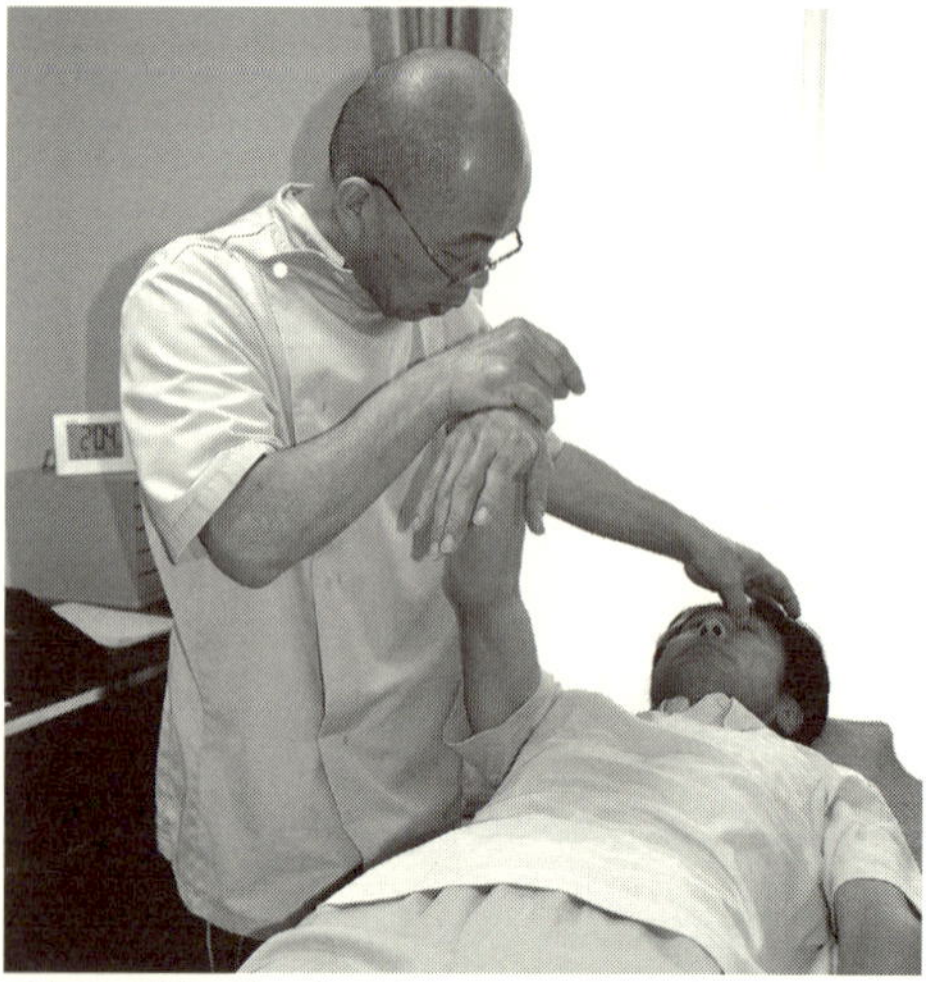

写真①　頸椎１番のずれを確認している場面。肘を真っ直ぐにして、手首に力をかけ、ふんばりが効かなければずれている。左右の方向に力をかけて、左右それぞれのずれを確認する

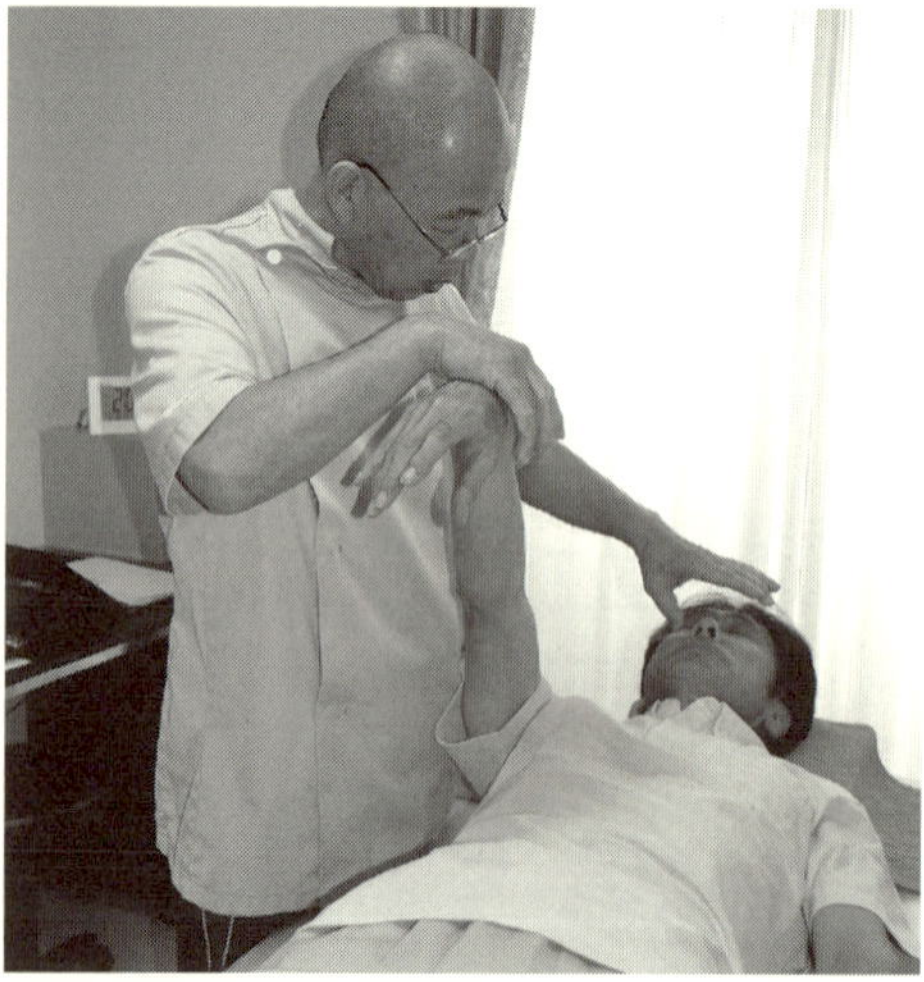

写真②　写真①と同様に頸椎２番のずれを確認している

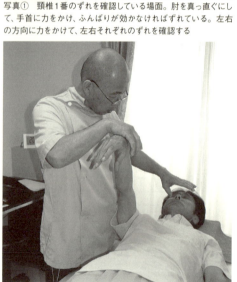

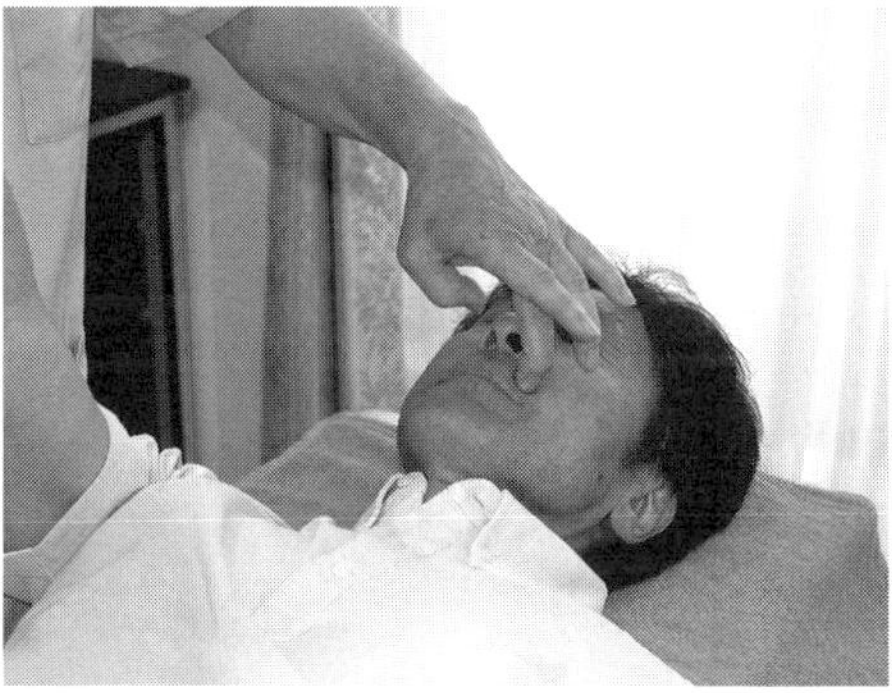

写真③　頸椎4番に左方向へのずれがないかどうかを確認している。これにより、上顎の骨と筋肉のバランスがとれているかどうかがわかる。歯の噛み合わせが悪い場合は、頸椎4番を調整する必要がある

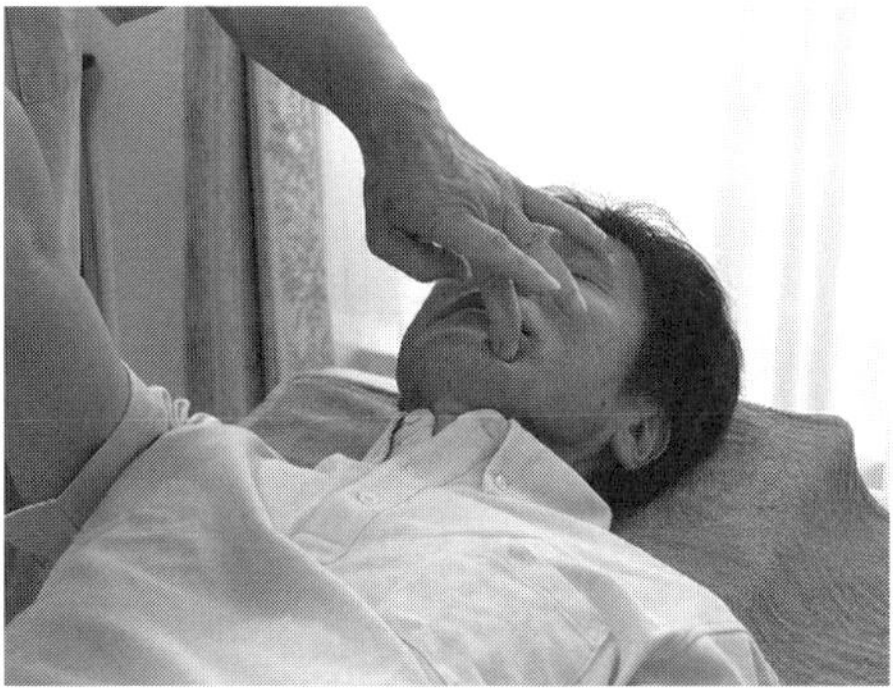

写真④　頸椎5番に左方向へのずれがないかどうかを確認している。これにより下顎の骨と筋肉のバランスが取れているかどうかがわかる。顎関節症やむち打ち症の治療に有効だ。早い回復が望め、寝違いも同様

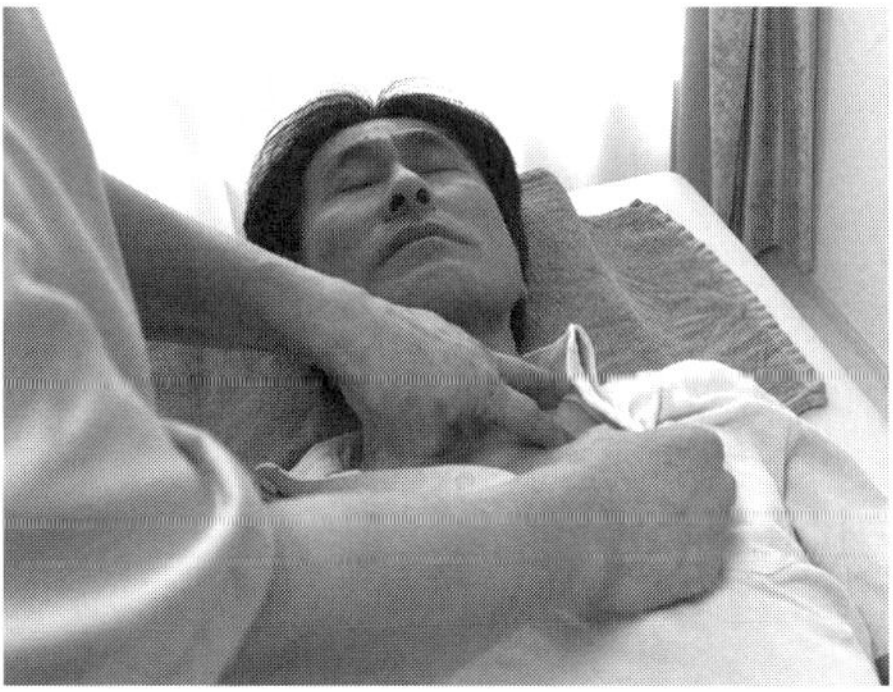

写真⑤　頸椎7番に左方向へのずれがないかどうかを確認している。頸椎7番は首の土台で、ここにずれが生じると手のしびれ、肘のしびれ、肩こり、腱鞘炎などの症状が出る

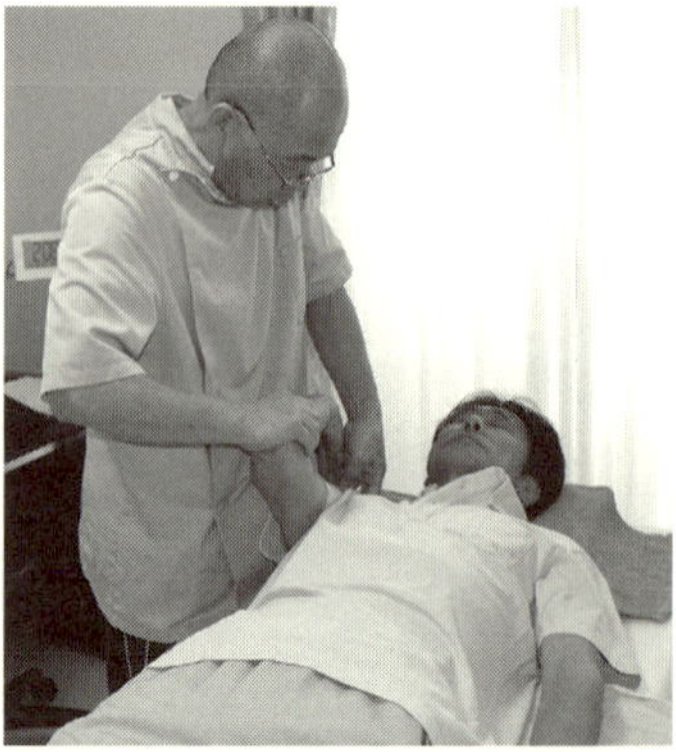

写真⑥　浮遊状態になっている鎖骨に、ずれがないかどうかを確認している。上腕骨と鎖骨の接点がずれた場合、一定方向に力が入らなくなり、腱鞘炎などの原因になる。野球のピッチャーであれば、腕を痛める原因になる。肩にも違和感が生じる。回復力もなくなる。鎖骨は浮遊骨なので、矯正もしやすい。その一方で、ずれやすいという特徴がある

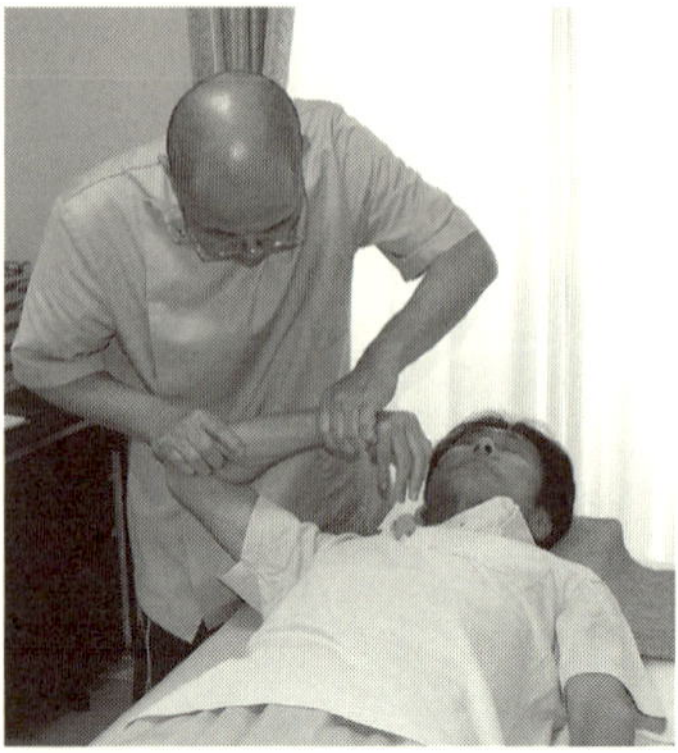

写真⑦　鎖骨の内側のずれを確認している。ずれていると、力を入れたときに踏ん張りがきかない。ずれると腱鞘炎などの原因になる

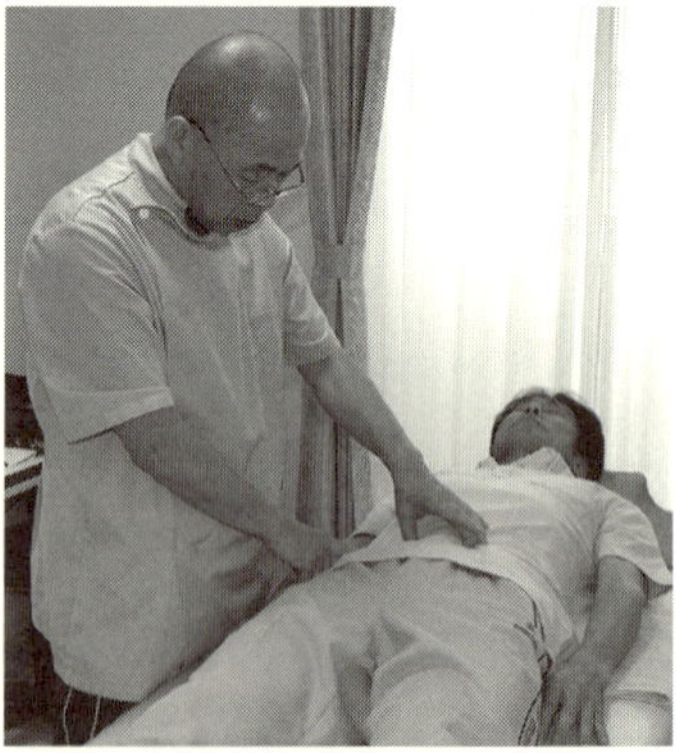

写真⑧　胸椎12番のずれを確認している。胸椎12番は小腸の神経とつながっているので、ここがずれていると栄養の吸収が悪くなる。胃腸の調子も悪くなる。この写真は胸椎そのものではなく、胸椎12番のツボを刺激しているところ

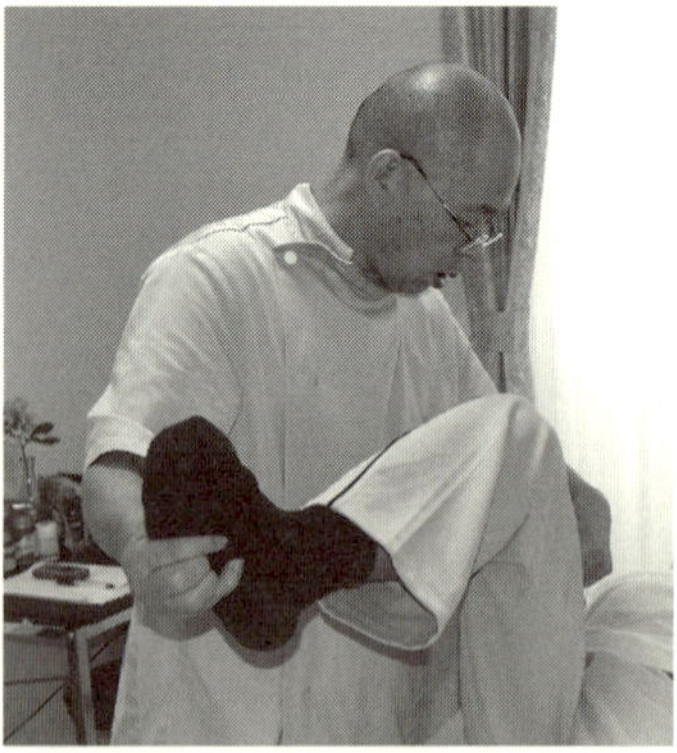

写真⑨　腰椎1番から5番までの間で、どこかがずれていないかどうかを調べている。この姿勢で足が動けば、ずれがあることを意味する。この写真では、患者さんの右手が無意識にタッチしているところにずれがある

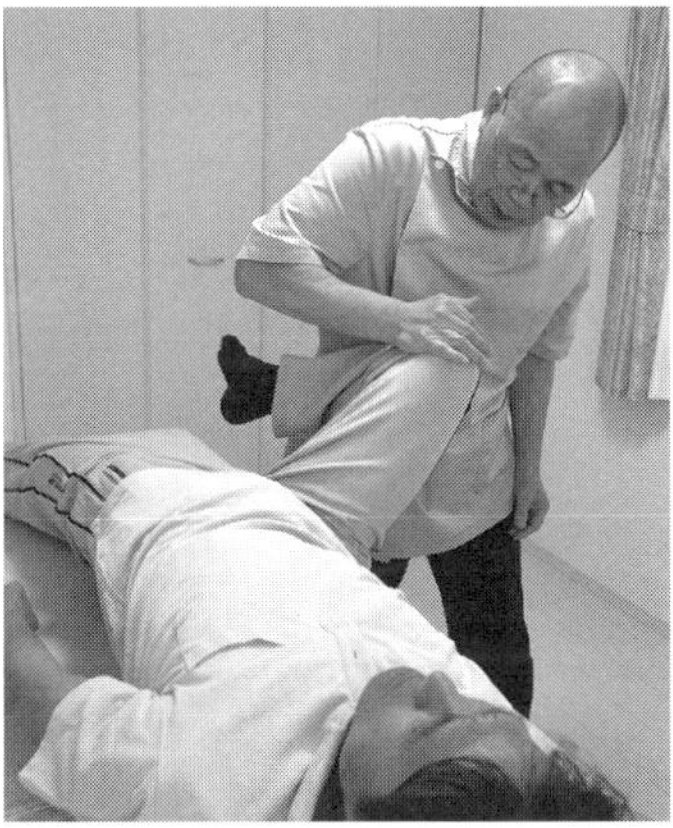

写真⑪　腰椎1番から5番のずれを確認している。どこかがずれていると、お腹に力が入らなくなる

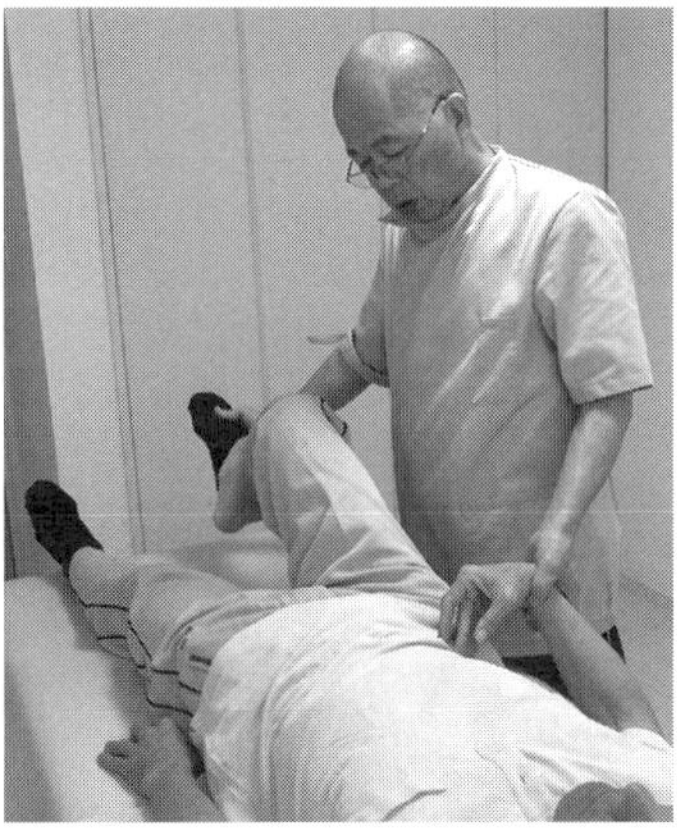

写真⑩　腰椎に関連しているところのツボに中指を当て、ずれがないかどうかを確認している。この写真では、腰椎1番をチェックしている

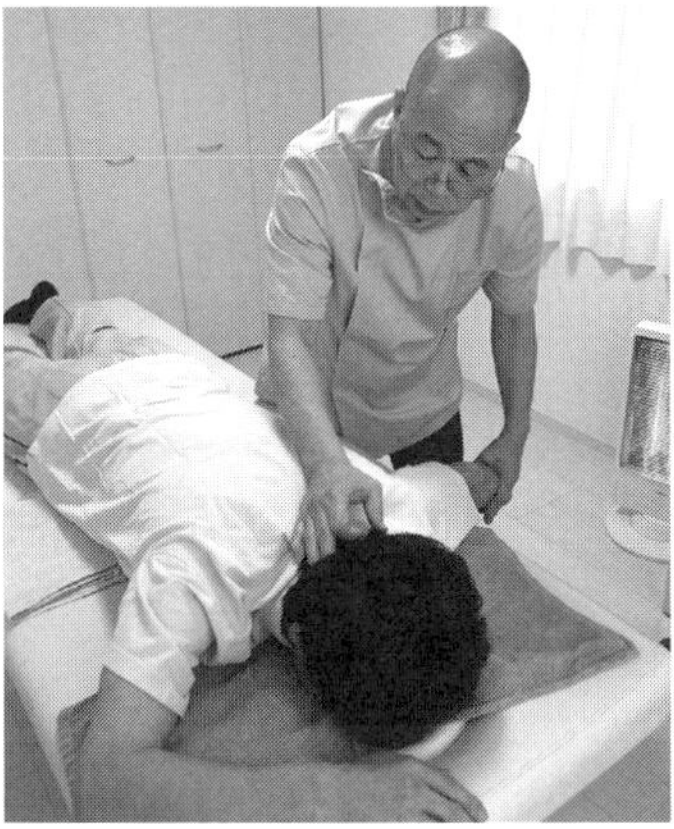

写真⑬　頸椎がずれていないかどうかを、うつ伏せの状態で確認している。写真⑦はあおむけの状態で、やはり頸椎のずれを確認している写真。方法は異なるが目的は同じ

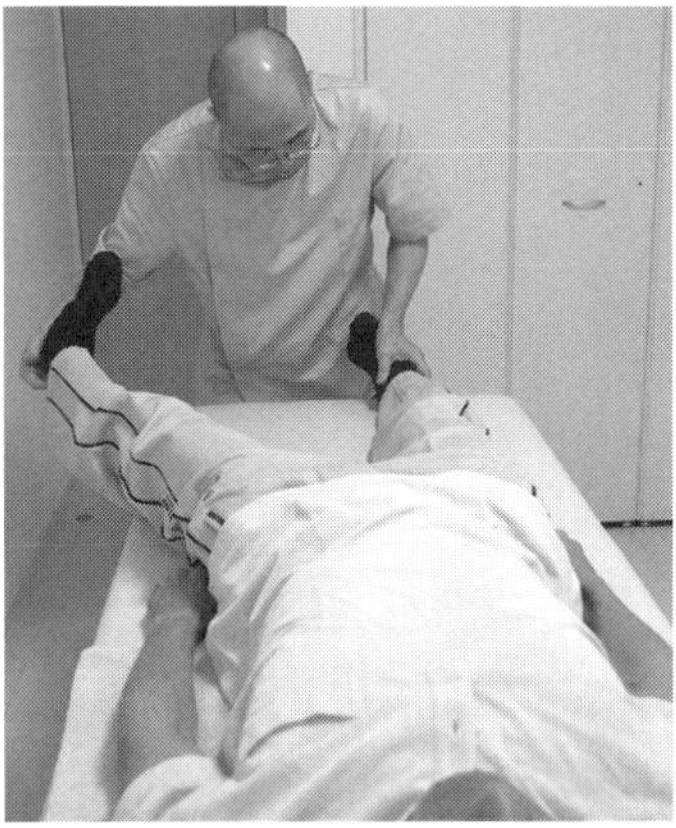

写真⑫　腰椎が左へずれているかどうかを確認している。この写真は、矯正が終わった後に正常になったかどうかを確認している。左へずれなければ、お腹に力が入る。足を動かしながら、力が入っているかどうかを確認している。正常になれば、ヘルニアなどのケースは別にして、腰痛は発症しない

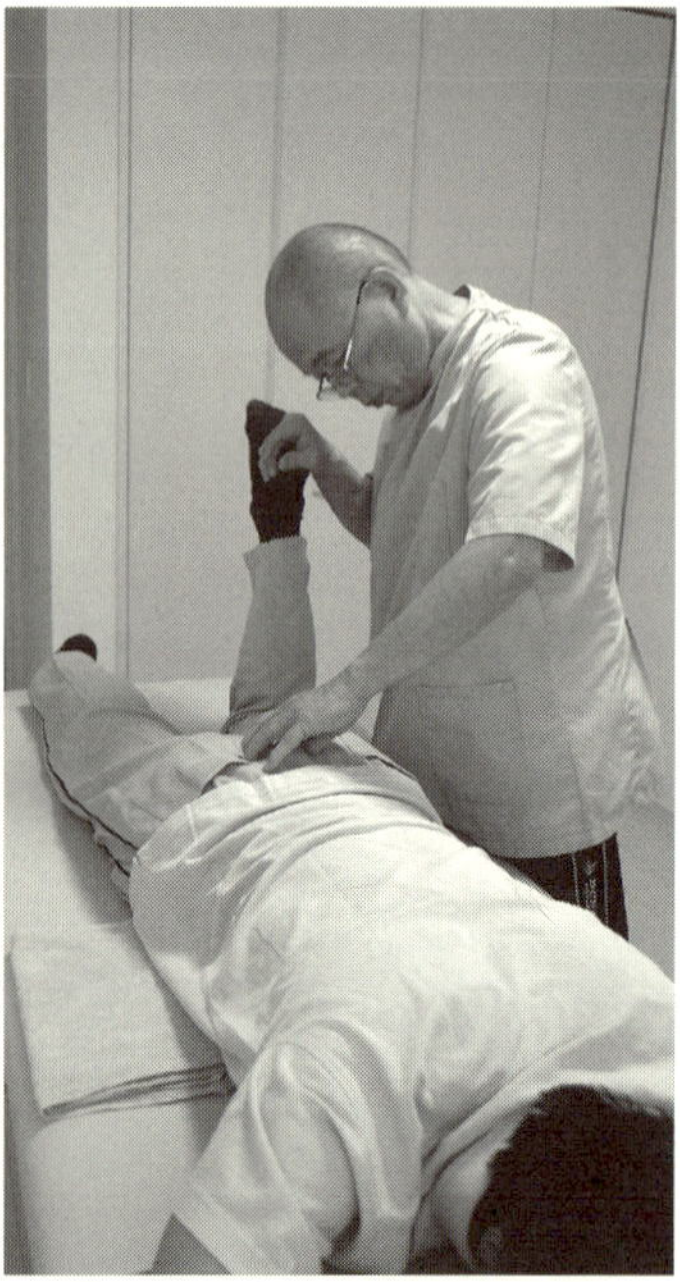

写真⑮　仙骨のずれを確認している

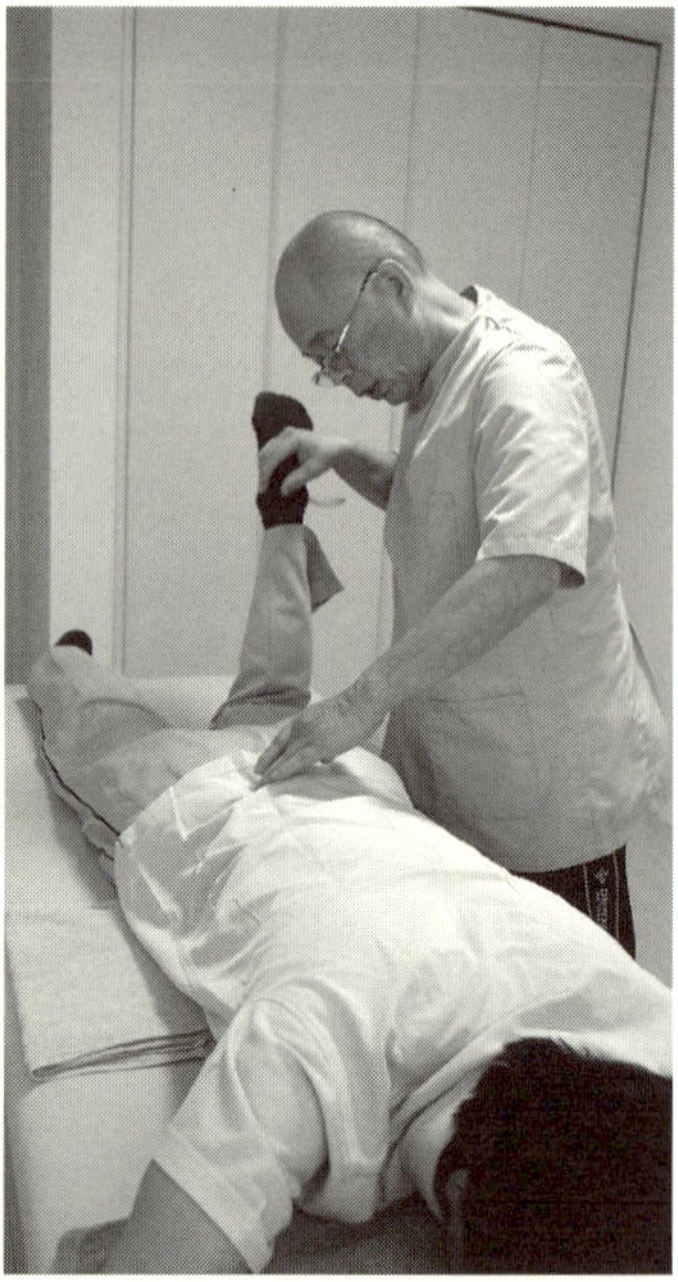

写真⑭　写真⑬とは逆の姿勢で腰椎のずれを調べている

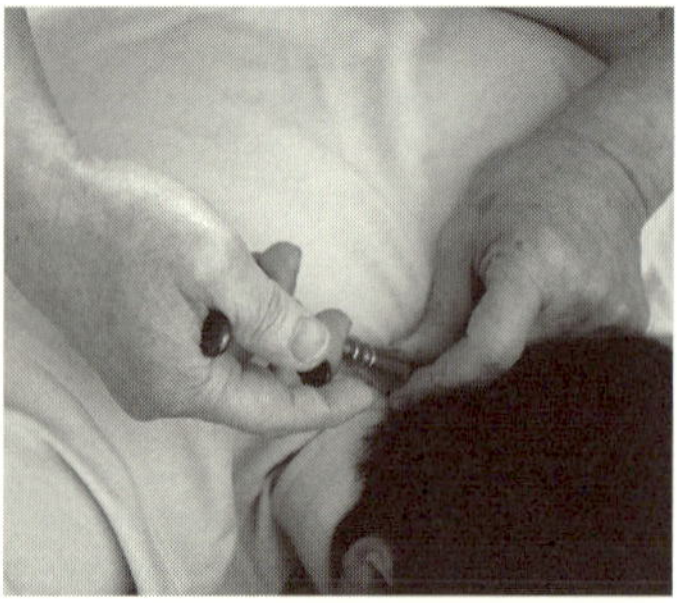

写真⑰　頸椎7番を矯正している

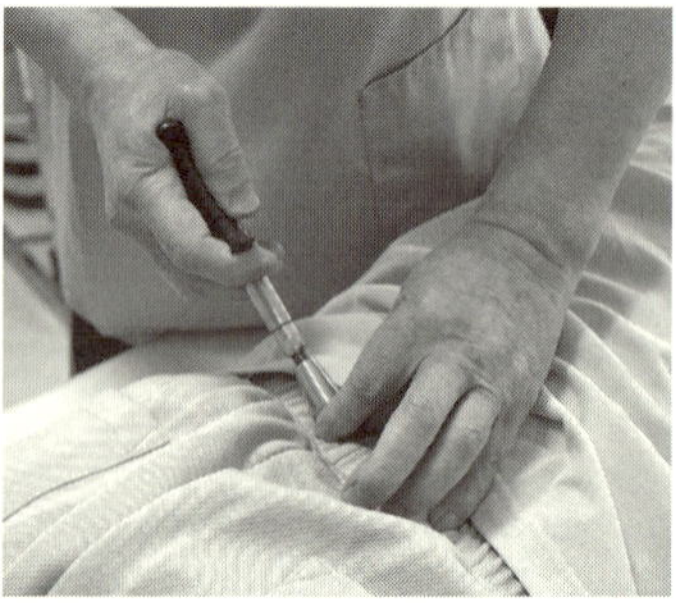

写真⑯　アキュヴェーター（バネによって軽い振動を体に与える）を使って、振動によって椎骨5番の位置を矯正している

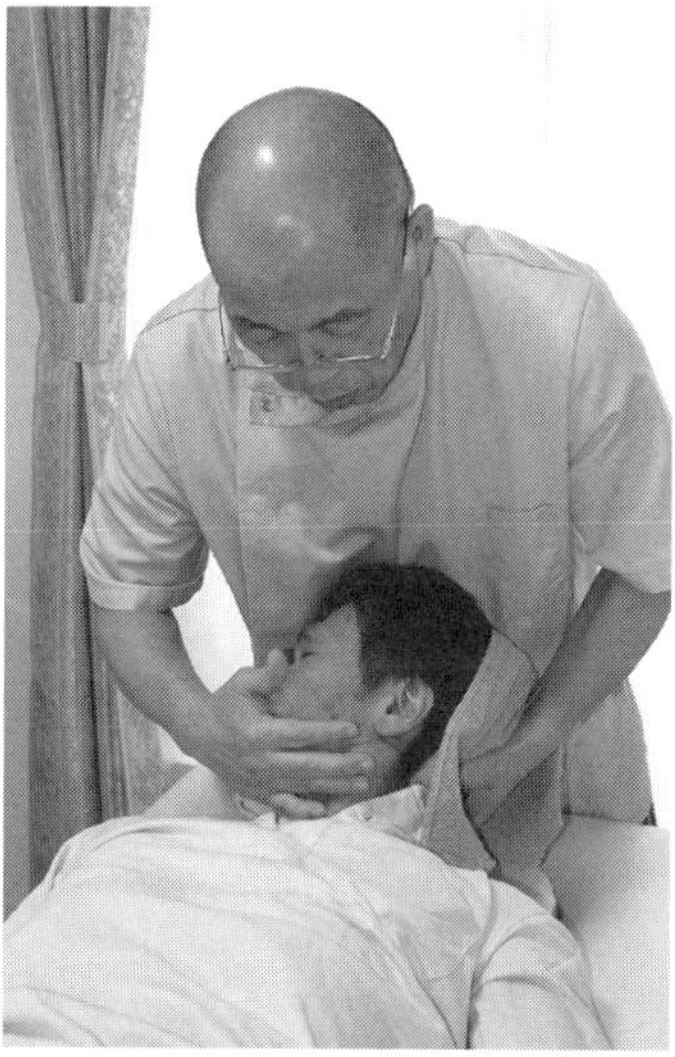

写真⑲　頸椎２番を矯正している。ポキッという音は発生しない

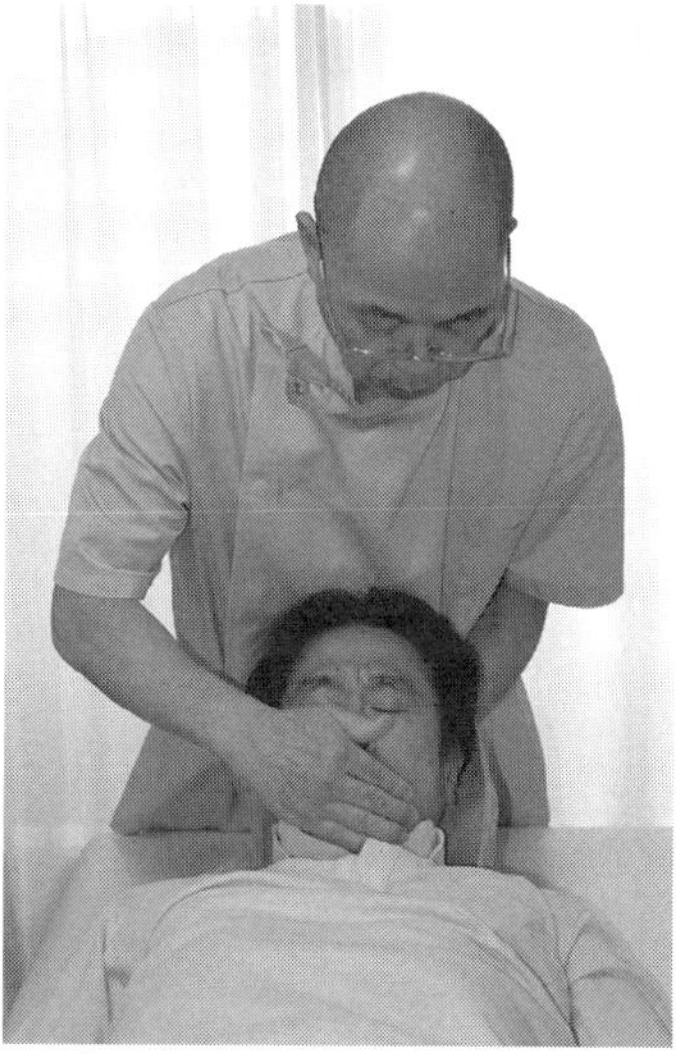

写真⑱　椎骨のストレッチをしている場面。呼吸を促して、牽引する

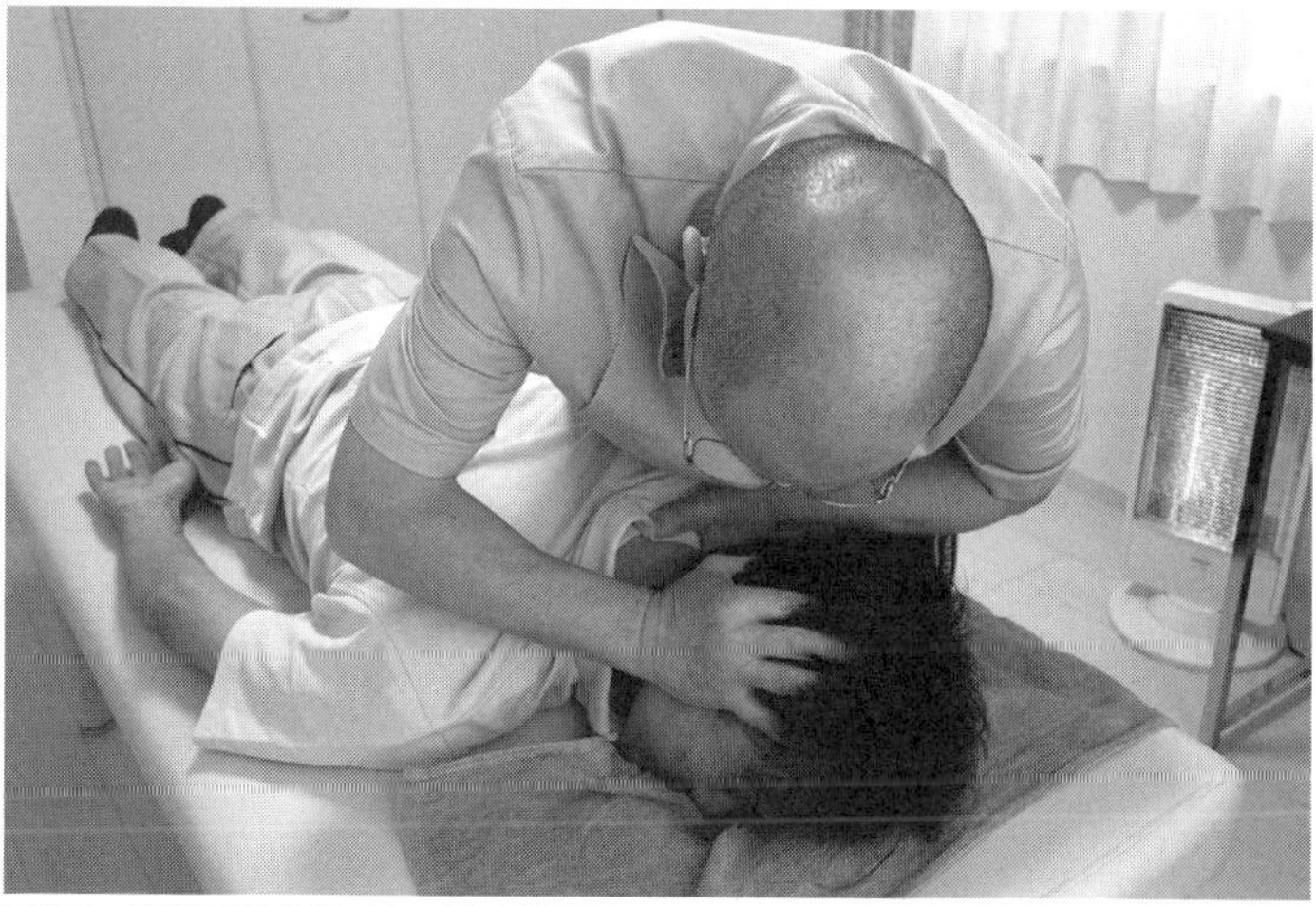

写真⑳　頸椎７番と胸椎１番のずれを矯正している

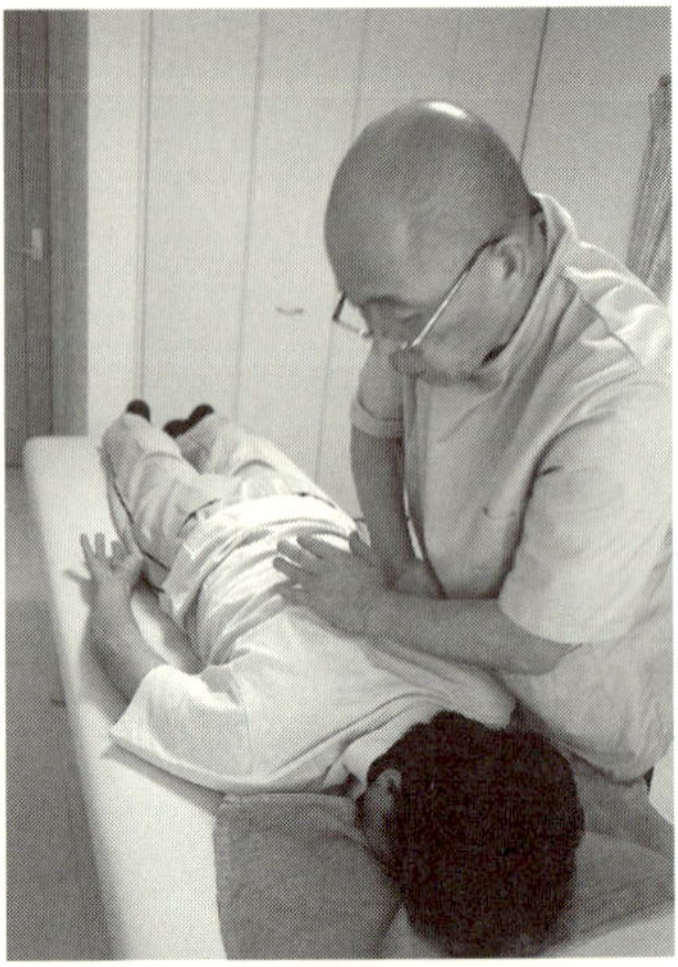

写真㉑　胸椎８番を調整している

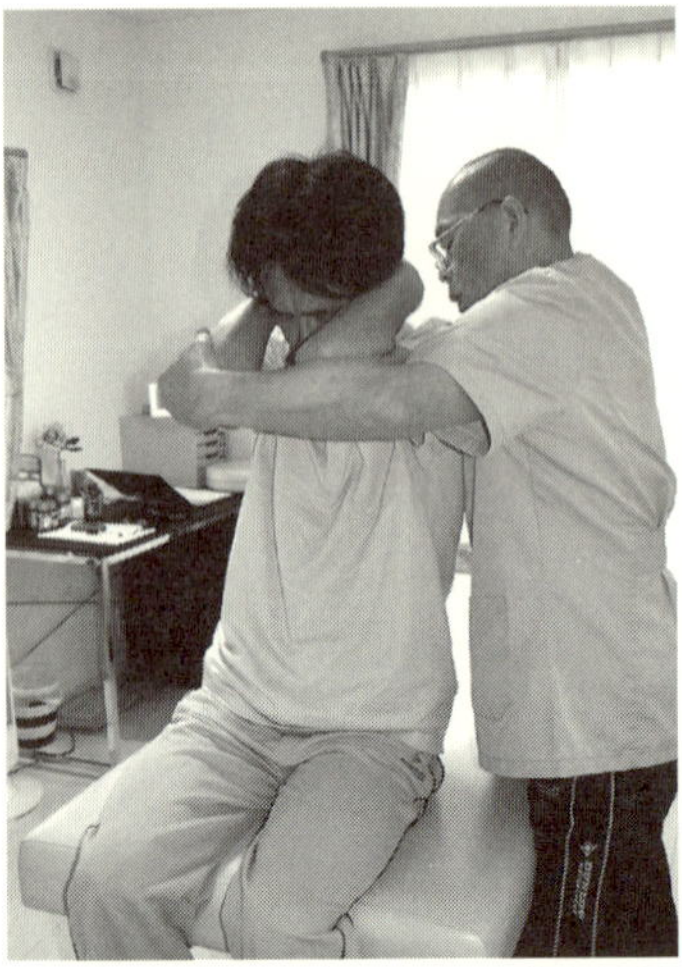

写真㉒　胸椎が右に出ているので、筋肉をほぐしたあと、矯正している

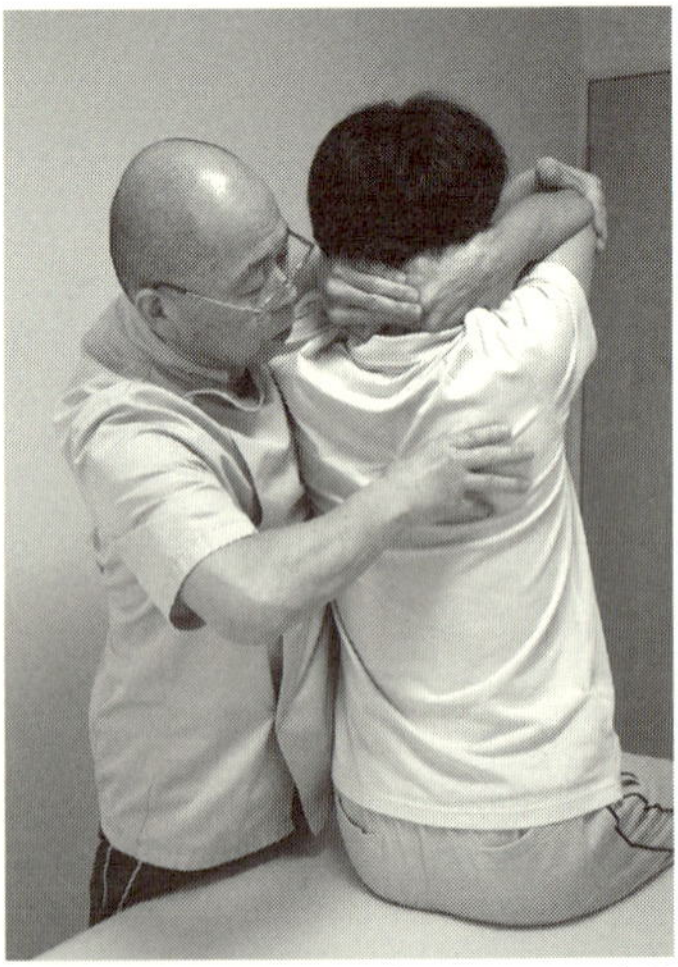

写真㉓　胸椎６番が右にずれているので、中央に戻すための施術をしている

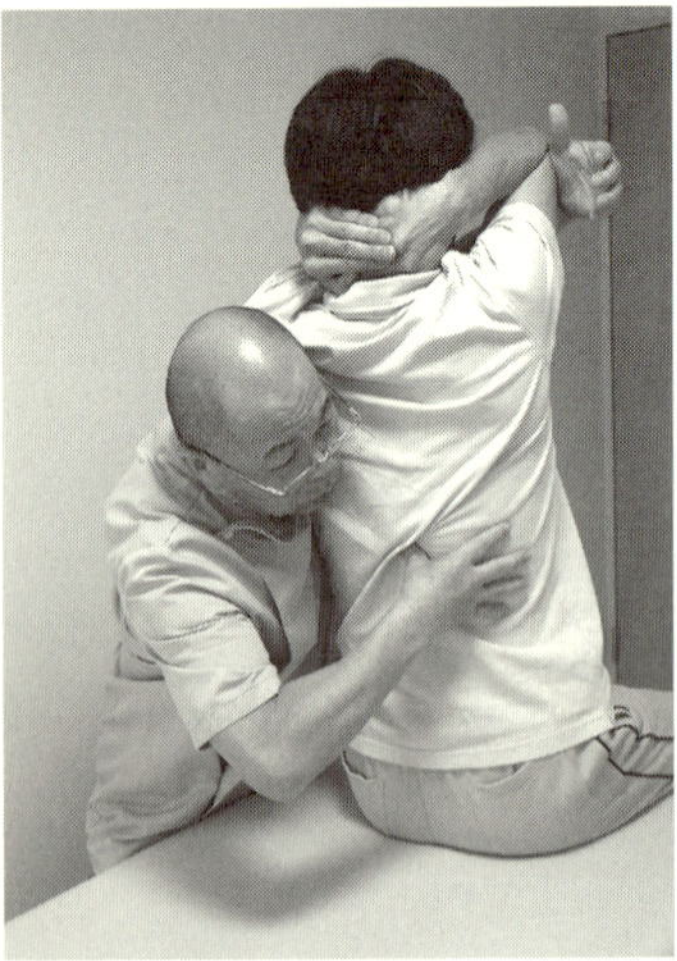

写真㉔　胸椎１１番を調整している

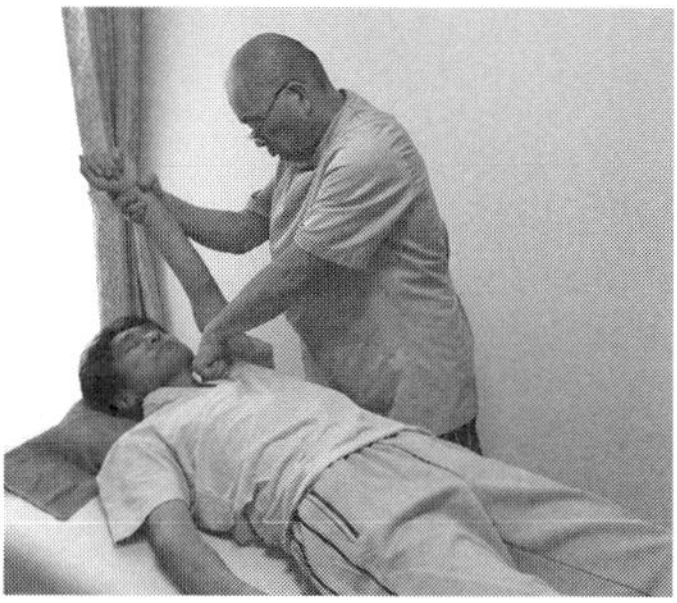

写真㉖　鎖骨の上腕のバランスを取っている場面。鎖骨の外側を矯正している

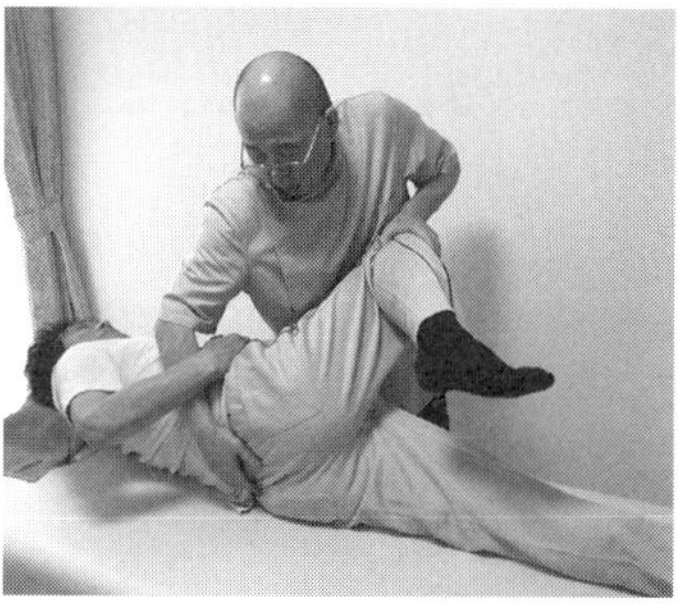

写真㉕　左にずれた腰椎４番を、息を吸わせながら矯正している。高齢者の骨格矯正に最適

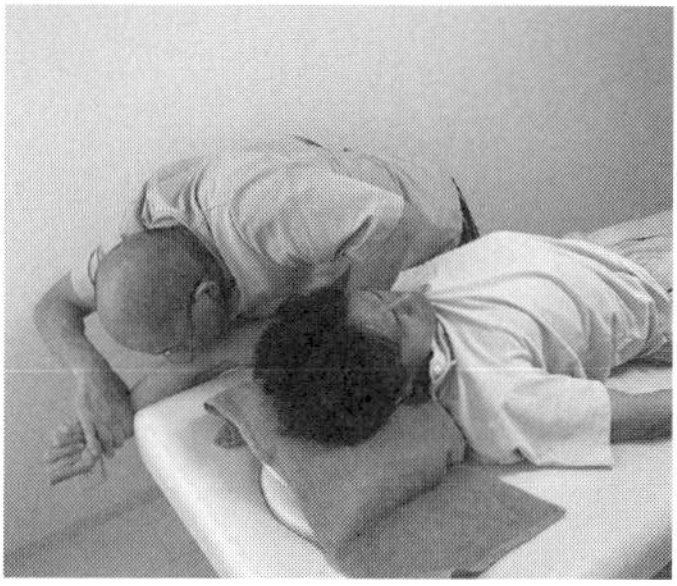

写真㉘　腕を広範囲に回転させて、気道を広げることで、上腕と鎖骨のバランスを整えている。矯正時にショックも痛みも感じることはない。骨粗鬆症でも安全に矯正できる

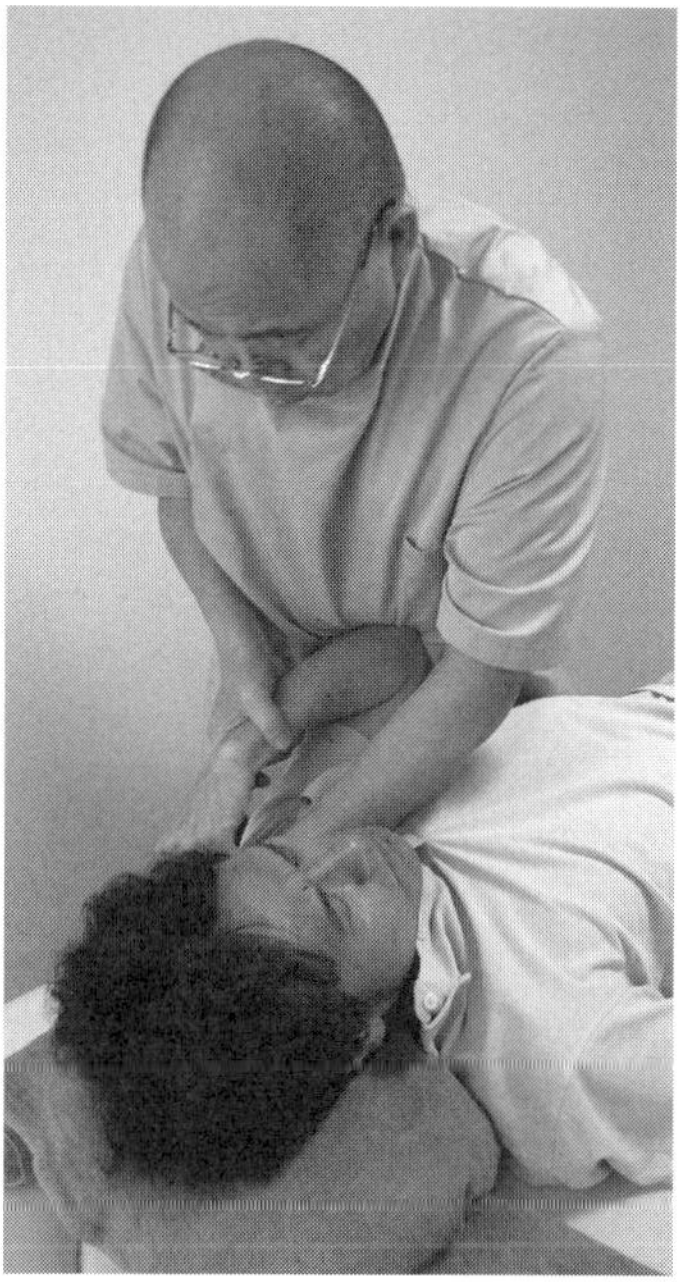

写真㉗　上腕と鎖骨の外側のバランスを矯正している

おわりに

これまで欧米では、カイロプラクティックやオステオパシーと呼ばれる整骨術が主流になってきました。これらのメソッドに鍼灸を併用して治療を行う整骨師も少しずつ増えています。

これに対して日本では、伝統的に指圧による刺激にストレッチを併用する治療が圧倒的に多いのが実態です。もちろんごく稀にわたしのように、筋肉反応テストを実施しながら整骨を行う治療師もいます。これにより極めて高い精度の整体が可能になっています。

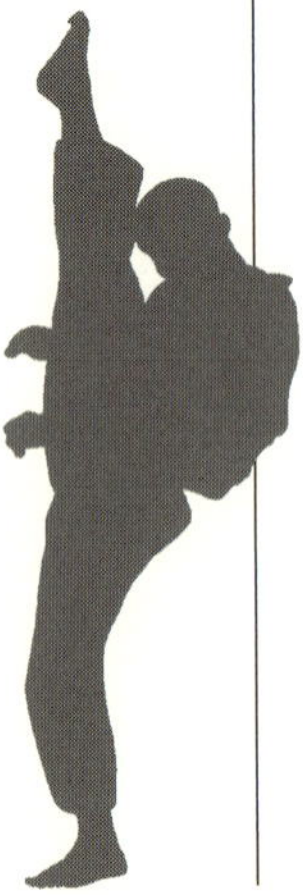

本書で述べたように骨格の矯正は、健康のための基本的な条件です。骨格のバランスを整えることで、体の状態は画期的によくなります。

また、スポーツ選手であれば、骨格矯正により、手首、肘、肩、首、腰などの状態をよくすることができます。それにより安定性や持久力、回復力も向上して、競技で力を発揮できます。

ピッチャーが肩や腰の故障で出遅れているニュースによく接します。陸上競技のランナーがハムストリングによる腰の違和感で欠場したり、体操選手が腰痛で技を決められなかったりなどのケースを目の当たりにします。そんなとき骨格調整をすると効果的です。

本書をお読みになったスポーツトレーナー、治療師、鍼灸師、理学療法士の方々には、中村メソッドを活用していただきたいというのが私の希望です。それにより治療をより効果的なものにすることができるでしょう。

まずは自分で試してみてください。こんな方法があったのかと感嘆するときが来るでしょう。

２０２０年は東京オリンピックの年です。これを機会に、さまざまなかたちで治療に携わる人々にも飛躍してほしいものです。わたしも２０１９年に秋から、活動の舞台を日本に移します。中村メソッドを世の中に広めるために、人生最後の力を振り絞り、気力の続くかぎり活動を続けます。

本書が痛みで悩む患者の方々や治療師の方々の一助になれば幸いです。

２０１９年　秋

中村式診断腰痛問題研究所所長　**中村辰夫**

本書の刊行に寄せて

人生100年時代のバイブルで、健康長寿を！

学校法人国際学院国際総合健康専門学校校長　井芹　茂

健康であること、これは人間にとって世界共通の最重要課題であります。

この度、私どもの仲間である中村辰夫先生が、多年にわたる英国オックスフォードでの数多の経験をまとめて、出版されることとなりました。

先生は若い時は、空手の指導者としてヨーロッパ各国を廻っておられました。その後、新たな決断のもとに、身につけられた治療家としての優れた技術を役立てるべくオックスフォードの地で開業されたと聞いて、心底驚きを禁じえませんでした。

日本人が異国で、日本語ではなく英語で、しかも専門用語を駆使しての治療家としての活動です。大変なご苦労があったことは推察してあまりあります。さらに治療を受けに来られる方々は、ほとんどが医者から見放され、藁をもすがる思いで来られる重篤なクライアントばかりであったことでしょう。

そのような方々の体の状態を委細も漏らすことなくチェックし、適切に施術を施すばかりでなく、食事指導から日常の健康管理の仕方まで、実に事細かく指導されておられました。そして、その後の経過もチェックすることも怠りません。

特に宣伝するわけでもなく、口コミだけでかの地で評判となり、この30年間に約14万人の方々を健康に導き、その後の生活指導まで行われたということは、驚嘆に値します。本物による理想的な展開がかの地で行われたのです。素晴らしい成果と慨嘆を禁じ得ません。

私自身、オックスフォードの地を訪ね、1週間ほど滞在して、先生の手腕を拝見いたしました。休日以外は予約がぎっしり入り、1ヵ月先までいっぱいという有様でした。それを次々とこなしていかれるのですから、まさしく超人と言っても過言ではないでしょう。

この度、生まれ故郷の茨城に凱旋し、新たな居を構えて、異国で鍛え上げた技術に

より日本の多くの疾病に苦しむ人々を救済すべく、活躍の場を広げる動きとなってお
ります。

まずは手始めに、長年の臨床の場における豊富な経験をもとに、多くの患者さんば
かりでなく、心ある医療関係者や治療家に資するものと書籍としてまとめられ、出版
されることは、まことに慶賀のことと存じます。

全身の骨格変異をチェックするとともに、それを正常に戻す技術を体系化すること
は、並大抵のことではありません。豊富な臨床経験とともに、先生の長年にわたる研
究研鑽の裏付けがあってこそのことでしょう。このような高いレベルの技術が世に出
ることは、多くの日本人も待ち望むことでしょう。

昨今、人生100年時代とかまびすしく言われています。

医学の進歩も著しいものがあります。しかし、現在のわが国の医療の体制をつぶさ
に眺めるならば、旧弊のそしりを免れぬ状態にあります。技術や情報の進歩に、それ
を受け入れる体制がまったく追いついていないのです。

現行の各種法令は、現憲法に基づき戦後制定されたものが大半であり、その流れは、

小手先の法令改正によって、今日まで延命しているという有様です。その考えの大本にあるのは、医者中心の考え方であり、医療体制とそれにまつわる制度や企業がいかに栄えるかという転倒したものです。

一番大事なことは、誰もが医者や薬に頼ることなく、いかに健康体でいられるか、それをいかに実現するか、ということです。

人間の体というものは、実に緻密で精巧にできています。ふだんからきちんと健康管理をし、メンテナンスを心がけていれば、不調になったり、病気に苦しむことはなくなるのです。

こうは言っても現行の医療を否定している訳ではありません。病気になれば、医療のお世話になるのは、言うまでもありません。

中村先生の本著作は、オックスフォードにおける多大なる実績に裏打ちされた珠玉の内容です。

一億総病人と言われる今日の日本人の健康観を一変させるだけのポテンシャルをはらんだ著作といっても過言ではありません。

理解を得るには時間もかかるでしょうが、先生の考えが本書を通して日本全体に普及していき、我が国民の健康維持と増進が進み、国の医療費負担が圧縮されることを願うばかりです。

読者諸兄とともに、本書を熟読しつつ、介護にかかることなく天寿を全うできる世の中をつくりあげることに邁進しようではありませんか。

中村先生の技量と信頼性はハイレベル

医学博士（整形外科・脊椎外科）Mr.アダム・メア

この度は、腰痛や首肩痛の卓越した診断法を確立し、施術方法をまとめた本を出版されることに対し、心よりお慶び申し上げます。

本当におめでとうございます。

20年ほど前よりおっしゃっていた「本を書いて出版したい」ということが実現できたことは素晴らしいことです。

私と中村先生との最初の出会いは１９９２年、私がまだオックスフォード大学の医学生であったときに、首・肩・腰の不調のためにジャパニーズ・オステオパシーの中村クリニックにお世話になったことでした。それ以来、25年以上の長きにわたり親交を続けさせていただいています。

私がJr. Dr.（ジュニア・ドクター）のころ、交通事故に巻き込まれて、むち打ち症となり、首痛・肩痛とともに全身の倦怠感に見舞われていたとき、痛みや辛さ、疲労感を的確に除去する施術を受け、2回目の施術後は、それまでの不調がウソのように全身が軽快になりました。おかげで、早々と仕事に復帰し、生活や運動にもまったく支障をきたさなくなりました。

施術は週末の2日間だけでした。

西洋医学的な臨床試験等は行われていないとしても、整体（オステオパシック施術法）による調整は、安全性と正確さを印象づけられました。漢方薬と個別の食事指導、サプリメントの併用により、治療は術後の回復力を増進させる有効な手段であることを実感しました。

脊椎の手術や肩関節・膝関節等の疾患を予防することにもつながるものと確信します。

私が脊椎整形の専門医となってから、手術の必要のない患者さんを紹介させていただき、かなりの高い確率で施術の成果を残しています。

中村先生の技術も25年以上の長きにわたり、常に最先端をいく技量を維持し、高い信頼性とハイレベルな効果はいや増すばかりです。

〈注〉英国では、一般の医師の段階よりもさらに上があり、Mr.からPh.D（ドクター・オブ・フィロソフィー）を取得してDr.（ドクター）となり、その上の資格で再びMr.となる。

オックスフォード流《りゅう》「中村式骨格矯正術《なかむらしきこっかくきょうせいじゅつ》」

2019年12月30日　初版第１刷

著　者 ―――――――― 中村辰夫《なかむらたつお》
発行者 ―――――――― 坂本桂一
発行所 ―――――――― 現代書林
〒162-0053　東京都新宿区原町3-61　桂ビル
TEL／03（3205）8384（代表）振替00140-7-42905
http://www.gendaishorin.co.jp/

カバーデザイン・本文図版 ―― 本間公俊　北村　仁
本文デザイン・DTP ―――― 瀬賀邦夫

印刷・製本：（株）シナノパブリッシングプレス
乱丁・落丁本はお取り替えいたします。
定価はカバーに表示してあります。

ISBN978-4-7745-1824-4　C0047